AF231905

Te 97/147

T. 3560.
A. o.

NOUVELLE MÉTHODE

POUR

DÉTRUIRE LA PIERRE

DANS LÁ VESSIE

SANS OPÉRATION SANGLANTE.

IMPRIMERIE DE GUIRAUDET,
RUE SAINT-HONORÉ, Nº 315.

NOUVELLE MÉTHODE

POUR

DÉTRUIRE LA PIERRE

DANS LA VESSIE

SANS OPÉRATION SANGLANTE;

PRÉCÉDÉ D'UN

EXAMEN HISTORIQUE ET PRATIQUE

DE TOUS LES PROCÉDÉS DE LITHOTRITIE

EMPLOYÉS JUSQU'A CE JOUR;

PAR S. TANCHOU,

Docteur en médecine de la Faculté de Paris, membre de la Légion-d'Honneur, des Sociétés médicale d'Émulation et Médico-pratique de la même ville, correspondant des Sociétés de Médecine de Douai, d'Histoire naturelle et vétéravienne de Hanau, etc., etc.

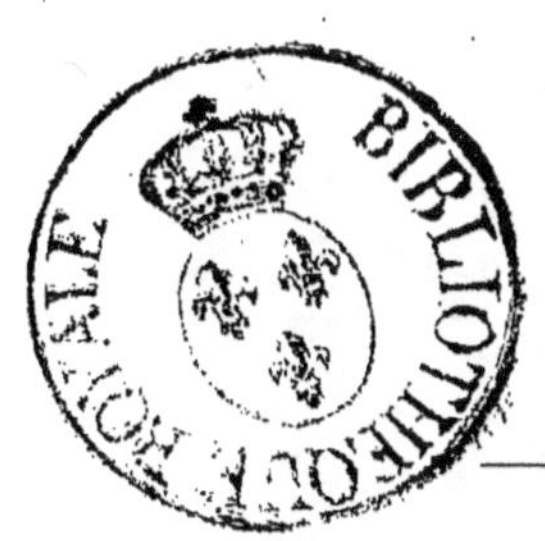

> Malgré les travaux des hommes les plus célèbres. . . . . . :. malgré le grand nombre des méthodes opératoires. . . . . l'opération de la taille est encore une des plus graves, disons mieux, une des plus dangereuses de la chirurgie, et nous nous écarterons peu de la vérité en disant que la guérison d'un malade adulte qui a subi cette opération doit être regardée plutôt comme un événement heureux que comme un événement ordinaire.
>
> (*Extrait de la Thèse de M.* SANSON, *d'après des faits recueillis à l'Hôtel-Dieu de Paris.*)

PARIS,

ROUEN FRÈRES, LIBRAIRES - ÉDITEURS,

RUE DE L'ÉCOLE-DE-MÉDECINE, Nº 13.

BRUXELLES,

DÉPÔT DE LA LIBRAIRIE MÉDICALE FRANÇAISE.

1830.

PRÉFACE.

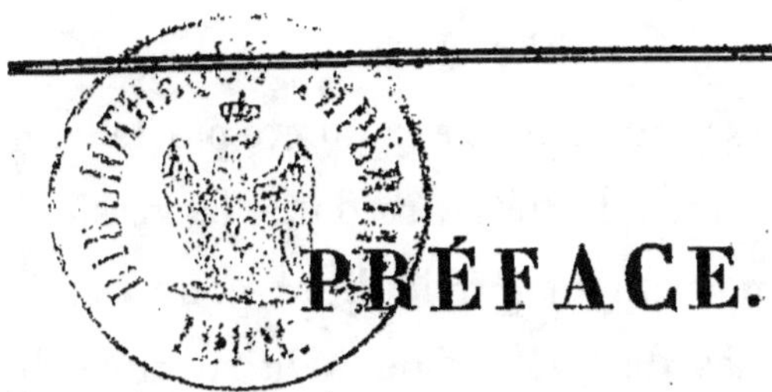

Nous avions d'abord l'intention de publier un
traité complet des maladies des appareils génital
et urinaire chez les deux sexes, depuis leur plus
simple dérangement jusqu'aux désordres les plus
graves qui puissent s'y manifester ; et par conséquent de comprendre dans ce travail les maladies des reins et de la vessie, occasionées ou non
par la présence d'une pierre ; de traiter des maladies de la prostate, du canal de l'urèthre, des
corps caverneux, du prépuce et du gland, quelles
que soient leurs causes ; de traiter aussi des maladies de l'utérus, des ovaires, de la vulve,
du vagin, etc. ; enfin d'y exposer les maladies
du rectum et du périnée ; en même temps, de
faire connaître les différents moyens que nous

avons inventés pour extraire la pierre par le haut appareil (1), pour la détruire dans la vessie à l'aide d'un instrument particulier, pour remédier aux chutes de l'utérus ou à la rupture du périnée, enfin pour explorer le rectum et porter plus facilement le bistouri sur cet intestin toutes les fois qu'il convient de le faire. D'une part, l'immensité d'un pareil travail, de l'autre, le temps qu'il faudrait y consacrer, nous ont fait renoncer à cette entreprise : nous nous bornons pour le moment à traiter de la lithotritie, depuis son origine jusqu'à nos jours; nous publierons incessamment quelques considérations sur le rétrécissement et les maladies du canal de l'urèthre et du rectum.

Nous exposons dans ce travail tout ce qui a été dit et inventé en lithotritie ; nous discutons comparativement les avantages et les inconvénients de toutes les méthodes et de tous les pro-

____

(1) Voyez le Journal hebdomadaire, juin 1829.

cédés connus et même de ceux qui ne sont pas encore publiés. Nous terminerons cet ouvrage par la description d'un nouveau procédé lithotritique : c'est le nôtre. Il nous paraît n'avoir aucun des inconvénients qu'on est en droit de reprocher à tous les autres. Nous avons vu tous les instruments lithotriteurs; nous avons lu tout ce qui a été écrit sur le broiement de la pierre; nous avons tout comparé : c'est ainsi que nous nous sommes mis à même d'apprécier tout ce qui a été fait par nos devanciers et de remédier à ce qu'ils ont laissé d'incomplet. Nous avons profité de leurs essais, de leurs expériences et même de leurs erreurs : aussi espérons-nous être arrivé à des résultats plus avantageux.

Avant d'entrer en matière, nous croyons urgent de prévenir nos confrères, et même tous ceux qui liront ce livre, qu'en soumettant à l'analyse et au raisonnement les procédés et les méthodes de lithotritie les uns après les autres, nous n'avons pour but de blesser qui

que ce soit, mais seulement de rendre hommage à la vérité. D'ailleurs, nous avons pris les
procédés dans les écrits que leurs auteurs ont
publiés ou qu'ils ont approuvés par leur silence,
dans les notes qu'ils nous ont remises ou dans
les communications qu'ils ont bien voulu nous
faire. Notre intention est d'être utile, d'éclairer la lithotritie, et de faire connaître un procédé qui nous paraît meilleur que tous ceux
déjà connus. Pour cela nous nous adressons
à la science, à la manière d'agir et aux idées
qui y conduisent, mais nullement aux individus : ceux-ci, nous les respectons, et nous
serions désespéré si quelques uns nous suppo-
saient quelque motif personnel ou de mauvaises intentions. Nous donnons cet avertisse-
ment parce qu'il est malheureusement trop commun de voir des hommes, même du premier
mérite, s'identifier tellement avec leur manière
de voir ou de penser, qu'il est absolument
impossible de leur faire une seule objection
sur ce qu'ils ont dit ou sur ce qu'ils ont fait,

sans qu'ils s'en offensent et se croient attaqués dans leur réputation ou dans leur personne. Chez l'homme de l'art, il y a l'homme et le médecin : le premier est inviolable dans sa vie privée, personne n'a le droit d'y pénétrer ; mais le second est du domaine public, chacun a le droit de le contredire dans les limites des bienséances. Quant à nous, nous nous soumettons d'avance à toutes les objections, à toutes les observations que l'on voudra nous faire, réclamant seulement pour notre propre compte l'indulgence que nous croyons avoir eue pour les autres. *Quod si illud violavero et pejoravero contra mihi contingat* (1).

Notre travail se compose :

1° D'un précis historique de la lithotritie ;

2° De la description détaillée des procédés opératoires de MM. *Civiale, Leroy d'Etiole,*

---

(1) *Hippocratis jusjurandum*.

Amussat, *Heurteloup*, *Merieu*, et du nôtre. Nous parlerons des instruments de M. *Pravaz*, de M. *Rigal*, de M. *Colombe* et de M. *Récamier*, nous noterons avec soin le mérite de ces nouvelles inventions, les améliorations dont ils seraient susceptibles, enfin les services qu'ils pourraient rendre aux calculeux.

Nous nous abstiendrons de rétablir la question de priorité dans l'invention de la lithotritie : c'est maintenant une chose jugée ; d'ailleurs, ce point est indifférent à notre but, aussi bien qu'à la science, que nous devons prendre telle qu'elle est, sans nous enquérir des antécédents. Cependant nous nous efforcerons, autant que possible, de rapporter à chacun la somme de mérite qui lui appartient pour les progrès qu'il aura fait faire à l'art et les améliorations qu'il aura apportées à l'objet qui nous occupe. Quant aux choses en litige, aux réclamations, aux discussions, nous les passerons sous silence, attendu, d'une part, que cela n'entre point dans notre sujet, et que, de l'autre, ce serait réveiller des

haines mal éteintes et renouveler des dissen-
sions qu'il serait si utile de voir disparaître d'entre les gens de l'art.

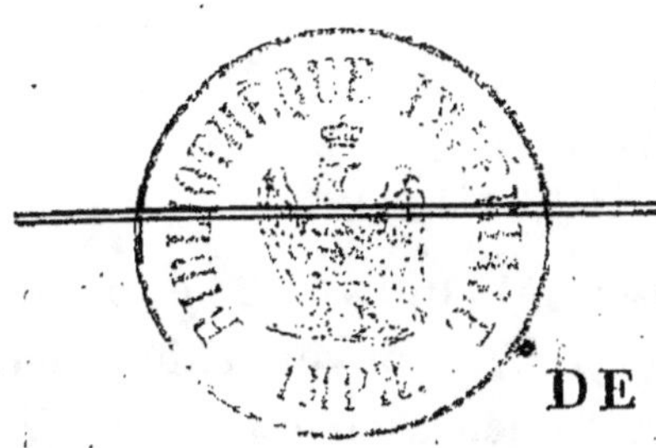

DE

LA LITHOTRITIE,

OU

DES MOYENS RÉCEMMENT PROPOSÉS
POUR BROYER LA PIERRE DANS LA VESSIE.

Parmi les productions chirurgicales de notre époque, il n'en est pas de plus remarquable sans doute que la lithotritie, ou l'art de broyer, de détruire les calculs dans la vessie, sans opération sanglante.

On a fait des amputations de cuisse dans l'articulation de ce membre avec la hanche (1).

(1) Proposée par Morand en 1730; exécutée par M. Kerr de Northampton en 1772;
Par M. Larrey en Égypte, et à la bataille de Wagram,

On a lié l'artère iliaque primitive (1) et même l'aorte descendante (2). On a ouvert l'abdomen pour en extraire des tumeurs ou aboucher des intestins (3).

On a resséqué des côtes (4) ; enfin, dernière-

---

de Mojaïck, etc. (Voyez Mémoires de chirurgie militaire, t. 2, p. 185 ; t. 3, p. 349 et suiv.) ;

Par M. Baffos en 1812, sur un jeune enfant ; par M. Guthrie en 1815, sur un soldat français blessé à Waterloo et actuellement à l'hôtel des Invalides à Paris ;

Enfin, par M. Dupuytren, à Paris, et M. Delpech, à Montpellier.

(1) M. Stevens, le 27 décembre 1812; la première fois sur la négresse Meila (*Med. chirurg. transaction, vol.* 5), et depuis, plusieurs chirurgiens français et étrangers.

(2) Sir Astley Cooper, le 25 juin 1827. Le malade a survécu vingt-quatre heures à l'opération ; nous avons vu la pièce anatomique à l'hôpital de Guy, à Londres ; sir Astley Cooper nous l'a montrée lui-même. La ligature avait été faite un peu au-dessous des artères rénales ; un caillot long de plus d'un pouce s'était formé au-dessus et au-dessous du point où la ligature fut établie.

(3) M. Natham Schmith, le 5 juin 1821; et tont récemment le docteur Grainville ;

M. Roux, le 1er mars 1828, pour un anus contre nature qui s'ouvrait dans le vagin.

(4) M. Cittadini de Palerme, dans un mémoire lu en

ment on vient d'enlever la matrice tout entière (1). Pour ces opérations il a fallu du génie sans doute, mais encore plus de hardiesse ; tandis que pour la lithotritie il a fallu
peu de hardiesse, mais beaucoup de génie. Aussi
cette invention n'est-elle pas le fait d'un seul instant, ni d'un seul homme : c'est l'œuvre du
temps. La découverte de la lithotritie appartient
aux progrès des sciences et des arts : il a fallu
un grand concours de siècles, d'hommes et de
circonstances pour y arriver.

On a dit que les anciens connaissaient la lithotritie, ou du moins qu'ils connaissaient la
sonde droite ; c'est une erreur : toutes leurs connaissances à cet égard se bornaient aux moyens

---

en 1813 à l'académie *del Petrarca d'Arezzo;* M. Riche-
rand, en 1818.

(1) M. Récamier, en 1815. Cette opération hardie a
été renouvelée par M. Blundell à Londres, en juillet
1828.

Enfin, M. Récamier, le 26 juillet dernier, vient de la
pratiquer une seconde fois ; la femme est guérie.

Depuis cette époque, d'autres chirurgiens ont tenté deux fois cette même opération ; les malades sont
mortes.

de dilater le canal de l'urèthre, pour en extraire les calculs, ou pour y appeler, en quelque sorte, ceux restés dans la vessie, quand ils n'étaient pas trop gros. On a dit aussi, d'après Albucasis, qui vivait au onzième siècle, que les Égyptiens et les Arabes connaissaient également la sonde droite; c'est une erreur encore : car, si on lit avec attention le texte de cet auteur, on voit qu'il n'est pas précis, et même qu'avec une interprétation facile on pourrait y trouver le contraire de ce qu'on veut lui faire dire : *Tum catheterem in urethram leniter immittas* (après avoir graissé la sonde), *donec ad urethræ radicem pervenerit; tum caput virgæ sursum versus umbilicum flecte* (1).

Enfin, on a dit que les Romains connaissaient certainement la sonde droite, puisqu'il en avait été trouvé dans les ruines de Pompéia et d'Herculánum : c'est également une erreur, parce que, d'une part, ces tubes ne sont accompagnés d'aucune description, et que, de l'autre, il serait facile de leur assigner un tout autre usage que celui de pénétrer dans la vessie. D'après toutes

----

(1) Albucasis, *De chirurg. arab. et latin.*, p. 277, édit. de 1778.

ces données, il nous semble démontré que la lithotritie est véritablement une invention nouvelle, une production du siècle, le résultat de
la combinaison des connaissances mécaniques et
anatomiques appliquées à l'art de guérir. Les
chirurgiens anciens, et surtout ceux du moyen
âge, en possédaient bien quelques éléments ;
mais il était réservé à notre époque, qui revise
tout, qui remet tout en question, d'inventer la
lithotritie, de la constituer en une opération
régulière, et de greffer ainsi une nouvelle branche sur le vieil arbre chirurgical.

Cependant il est vrai de dire que ce même
Albucasis possédait déjà des instruments droits
pour briser et pour extraire les calculs arrêtés
dans le canal de l'urèthre ; mais ils étaient si
grossiers et si mal faits qu'on a peine à croire
qu'ils aient jamais été mis en usage ; les arts
étaient alors dans un tel état d'enfance et de
barbarie, que les productions du génie restaient
souvent stériles, et les instruments sans application, faute de mains habiles pour les exécuter.
Cinq cents ans plus tard, Ambroise Paré, qui vivait à peu près dans le même temps que Franco,
avait aussi des instruments droits pour briser les
calculs ; mais ce chirurgien les proposait seule-

ment pour aller saisir et extraire ces corps étrangers dans l'urèthre ; ce qui tend à démontrer que
ce praticien célèbre ignorait encore la possibilité de pénétrer dans l'intérieur de la vesssie
avec un instrument de cette forme. La sonde
droite était donc encore inconnue, ou du moins
son usage n'était encore appliqué qu'à l'exploration de l'urèthre et à l'extraction des calculs qui
peuvent s'y arrêter. Vers 1560, Fabrice de
Hilden, qui était à Lausanne, et Sanctorius,
qui exerçait à Padoue en même temps qu'Ambroise Paré suivait en Italie les armées de
Charles IX; Fabrice de Hilden et Sanctorius, dis-
je, possédaient aussi des instruments pour aller
saisir et broyer des calculs jusque dans la vessie ;
mais ceux-ci étaient courbes, comme on peut
s'en assurer en voyant les dessins qui en ont été
donnés par Franco, dans son traité très ample
des hernies.

Ce n'est donc que dans le dernier siècle que
l'on trouve des traces évidentes de la sonde
droite; Rameau en parle en 1729, Lieutaud en
1776, Santarelli, en 1795, M. Montagu dans
sa thèse inaugurale, en 1810; Lassus, dit-
on, en entretenait ses élèves dans ses cours.
Cependant nous devons faire remarquer que la

plupart de ces praticiens parlent de l'usage de
cet instrument comme d'une chose possible, et
non comme d'une chose habituelle. Voici,
entre autres, comment Lieutaud s'explique à
cet égard : « Je puis assurer, dit-il, sur la con-
« naissance que j'ai de ces parties, saines ou ma-
« lades, qu'il n'y a aucun cas, si l'on en excepte
« la pierre engagée dans le canal, qui puisse
« empêcher une sonde droite conduite par une
« main un peu exercée d'entrer dans la ves-
« sie (1). » Ce passage prouve que la sonde
droite était connue, ou du moins qu'on y avait
pensé ; mais il ne prouve pas que cet instrument
fût généralement adopté, ni mis en pratique.
Cependant il est vrai de dire que plusieurs chirurgiens de nos jours faisaient usage de la sonde
droite. MM. Larrey et Ribes, entre autres,
dont la bonne foi est bien connue, nous ont
souvent assuré qu'ils se servaient depuis plus de
vingt ans de la sonde droite, dans leur pratique particulière ; ce dernier a même ajouté que
cette manière de sonder n'était pas de son invention, qu'elle lui avait été indiquée par des

---

(1) Précis de médecine pratique, t. 2, p. 178, Paris, 1776.

2.

invalides (1) qui, ayant de la difficulté à uriner, ne connaissaient pas d'autres moyens de se soulager. Ainsi donc la sonde droite était connue, mais cette connaissance n'avait encore rien produit, la lithotritie était toujours un problème, et depuis Celse, qui vivait sous les règnes d'Auguste, de Tibère et de Caligula, on continua jusqu'à nos jours à tailler les malheureux calculeux pour les débarrasser de la pierre, ou à se servir des pinces dites de Hunter, modifiées ensuite par Desault, pour extraire celles qui s'arrêtaient dans le canal de l'urèthre.

Cependant deux faits lithotritiques existaient déjà, l'un rapporté par Percy, l'autre par le docteur Scott; mais ils étaient restés inaperçus. Voici comment s'explique le Nestor de la chirurgie française sur le premier fait, dans un rapport qu'il fit à l'académie des sciences, le 22 mars 1824 : « *On dit qu'un moine de Cîteaux, affecté de la pierre, dont Hoin père, habile chirurgien de Dijon, avait été sur le point de l'opérer, avait imaginé d'introduire dans sa vessie une sonde creuse et flexible dans laquelle il faisait*

---

(1) M. Ribes est médecin à l'Hôtel des Invalides de Paris.

glisser une longue tige d'acier, droite, de forme rondé, et terminée inférieurement par un petit biseau qu'il poussait jusqu'au calcul; qu'alors, avec un marteau d'acier il frappait à petits coups secs et brusques sur le bout extérieur de la tige, ce qui ne manquait guère de détacher quelques parcelles, quelques éclats que les urines entraînaient au dehors, et dont il avait, en moins d'un an, rempli une petite boîte qu'il montrait volontiers aux curieux. »

Voici l'autre fait, à peu près tel qu'il est rapporté dans le journal de l'institution de Bombai :

Le colonel Martin, natif de Lyon, au service de la compagnie anglaise, et résidant alors à Leschnow, dans l'Inde, souffrait beaucoup de la pierre. Il eut l'idée de s'en débarrasser lui-même. A cet effet, il construisit un gros stylet courbe et disposé en forme de lime à son extrémité. Il l'introduisait dans la vessie, au moyen d'une sonde creuse et élastique ; il passait et repassait sur la pierre, de manière à l'user et à la réduire en poudre, de sorte que dans l'espace d'un an il finit par se débarrasser de son infirmité. Cependant celle-ci s'était reproduite, comme l'affirme le général Reed, témoin ocu-

laire, et le colonol Martin succomba le 13 sep-
tembre 1800 (1). De ces deux faits, nous ferons
remarquer que l'un est *un on dit*, et que dans
l'autre on a fait usage d'instruments courbes,
ce qui tend de plus en plus à prouver que les
sondes droites n'étaient pas encore connues, ou
du moins qu'elles étaient restées le patrimoine
de quelques praticiens isolés.

Les choses en étaient là, quand un médecin
bavarois, homme de beaucoup de mérite et d'i-
magination, M. Gruithuisen (2), réveilla dans
son pays, dont nous étions séparés par la guerre,
en 1813, l'idée de pénétrer dans la vessie avec
une sonde droite, et avec elle la possibilité de
perforer les calculs qui peuvent s'y trouver renfermés, afin, disait-il, de les diviser pour les rendre plus attaquables par les acides et les alcalis :
car tel était alors son but primitif et unique,
celui de préluder à la dissolution des calculs,
en les divisant autant que possible, en exposant

---

(1) Biographie des contemporains.

(2) L'institut de France, appréciant à juste titre le mérite, dans quelque pays qu'il soit, a décerné à M. Gruithuisen, en 1827, une médaille d'or d'encouragement, du
prix de 2,000 fr.

une plus grande étendue de surface à l'action
des réactifs. Ce premier point, celui de pénétrer dans la vessie avec une sonde droite, il le
démontra publiquement ; le second , il ne fit
que l'ébaucher, comme on est à même de s'en
assurer en lisant son texte, et surtout en voyant
ses instruments, d'ailleurs restés si imparfaits,
que nous avons peine à croire qu'il ait pu les mettre en usage. Nous le répétons, nous étions séparés
de l'Allemagne par la guerre ; et personne en
France, du moins nous le pensons, n'avait eu
connaissance des travaux de notre confrère d'au-
delà du Rhin. En 1816, 1817, 1818, rassasiés de
gloire militaire et fatigués de nos tourmentes
politiques, un grand nombre d'élèves en médecine, reflués des armées, encombraient l'École
de Paris. Tous rivalisaient de zèle et du désir
de s'instruire. L'émulation était à son comble ;
elle croissait avec le nombre, et avec elle aussi
la difficulté de se distinguer. La science y gagna
beaucoup, et c'est de cette époque qu'il faut reprendre notre belle période de gloire scientifi-
que, un instant interrompue par celle de nos
armes ; c'est cette époque aussi qui vit naître une
foule d'hommes instruits qui promettent de devenir célèbres, et dont quelques uns ont déjà

tenu parole ; c'est de cette époque enfin que le génie de la France, prenant un nouvel essor dans une autre direction, assure encore à notre belle patrie les couronnes d'Apollon, comme il lui conserva long-temps le sceptre de Mars.

Trois élèves de l'École de Paris, tous trois contemporains et mes condisciples, ont puissamment contribué à l'établissement de la lithotritie, ou plutôt à son invention : car on ne peut pas se dissimuler que ce soient eux qui l'aient inventée. L'amour du travail d'abord a dirigé leurs premiers essais ; la rivalité et la position hostile où ils se sont trouvés ensuite ont fait le reste.

En 1819, on n'avait encore rien publié en France, lorsque M. Edgerton, en Angleterre, proposa des instruments pour aller jusque dans la vessie saisir et broyer des calculs ; mais ces instruments étaient courbes : c'est pour cette raison qu'ils sont restés sans succès et sans application. En 1820, sir Astley Cooper, dont l'immense réputation est encore au-dessous de son mérite, imagina un instrument qui porte son nom. Il est également courbe ; malgré ce défaut, cet habile opérateur, suppléant par son talent à ce que son instrument a véritablement d'imparfait, put extraire à l'aide de ce moyen quatre-vingt-quatre calculs sur un sujet qui était venu le consulter de Cambridge (1).

Comme on peut le voir déjà par ce qui précède, la découverte de la lithotritie résidait tout entière dans la sonde droite, autrement dit dans la possibilité de pénétrer dans la vessie avec un instrument de cette direction. M. Amussat, en 1822, fit connaître le premier cette possibilité. En affirmant et démontrant, en reproduisant ce qui avait déjà été dit par d'autres, mais qui avait été oublié, ce chirurgien a beaucoup fait pour la lithotritie : il a éveillé l'attention des praticiens sur ce point, et *les a mis véritablement sur la bonne route*. Mais cependant M. Amussat aurait tort si, pour ce motif, comme on lui en prête peut-être l'intention, il réclamait la priorité d'invention de la lithotritie. Car il sait bien que, si on revendiquait l'honneur de cette découverte en faveur de celui qui le premier fit usage de la sonde droite, ce ne serait pas lui qui l'obtiendrait. Cette sonde était manifestement connue depuis près de deux

____

(1) Voir le IXe vol., 2e partie, p. 349, des *Medico-chirurgical transactions*.

siècles, et cependant la lithotritie compte à peine un lustre. Toutefois nous dirons, à l'éloge de M. Amussat, que ses recherches sur la structure du canal de l'urèthre, et l'usage de la sonde droite qu'il croyait nouvelle, lui avaient fait naître l'idée de la lithotritie.

Nous copions, pour lui rendre hommage, le passage suivant, extrait du *Journal de médecine*, avril 1822 :

« La sonde droite, dit-il, m'a fait penser
« qu'on pouvait retirer des calculs de la vessie
« avec la pince de Hunter modifiée ; ce que j'ai
« exécuté plusieurs fois sur le cadavre, ainsi
« qu'un grand nombre d'élèves auxquels j'ai fait
« part de ce procédé. J'ai brisé dans la vessie,
« au moyen d'une pince faite exprès, des cal-
« culs du volume d'un œuf de pigeon. Il n'est
« pas besoin de faire observer que ces pierres
« étaient devenues plus dures par la dessicca-
« tion qu'elles ne l'étaient au moment de leur
« extraction.

« Je me propose de développer ces idées, dont
« le résultat serait si heureux que je n'ose m'en
« réjouir avant d'avoir acquis la certitude de
« pouvoir faire sur le vivant ce qu'on exécute
« avec facilité sur le cadavre. »

Il est aisé de voir par cette citation que M. Amussat avait entrevu la possibilité de la lithotritie ; mais elle prouve aussi qu'il y a encore loin de l'idée à l'exécution, car les instruments que M. Amussat présenta plus tard à l'Académie étaient extraordinairement imparfaits. Ce chirurgien serait sans doute arrivé à faire quelque chose de mieux, à force d'essais ; mais il avait derrière lui un émule plus avancé.

M. Leroy d'Étioles, en même temps que M. Amussat, faisait des recherches sur la structure et la direction du canal de l'urèthre ; ou plutôt, pendant que cet anatomiste vérifiait et reproduisait ce qu'on trouve détaillé dans Charles Bell (1), M. Leroy d'Étioles, dis-je, faisait des recherches, de son côté, sur les moyens mécaniques de détruire les calculs dans la vessie. Il avait déjà fait exécuter un instrument analogue à celui de M. Edgerton ; comme celui de ce dernier, il était courbe, tant il est vrai que l'idée de la sonde droite était depuis long-temps perdue. M. Leroy était persuadé qu'il fallait que tous

____

(1) *A Treatise of the diseases of the urethra, vesica urinaria, prostate and rectum; by* Charles Bell ; 3ᵉ édit. 1822.

les instruments eussent cette première direction
pour pénétrer dans la vessie. Il apprend que
M. Amussat a reconnu qu'on peut arriver
avec une algalie droite ; il quitte de suite la route
qu'il avait suivie jusque alors; il donne à ses idées
une nouvelle direction, et un mois après (en mai
1822), il présente à l'Académie de chirurgie son
instrument *lithoprione*, en même temps que
M. Amussat apportait le sien de son côté, ne
se doutant ni l'un ni l'autre qu'ils étaient
émules ou rivaux dans un art qui venait de
naître. Ceux de M. Leroy ont survécu; ceux
de M. Amussat sont depuis long-temps oubliés, même de leur auteur. Les instruments
de M. Leroy étaient à peu près tels qu'ils
sont maintenant, et tels qu'ils sont généralement adoptés; ce qui tend à prouver que ce
médecin s'occupait depuis long-temps de la lithotritie, et ce qui justifierait au besoin la dé-
cision de l'Académie des sciences, qui a accordé à
M. Leroy d'Étioles la priorité dans l'invention
des instruments de lithotritie.

M. Civiale travaillait dans l'ombre : il n'a-
vait encore rien publié, on ne connaissait de
lui à cette époque que les sollicitations qu'il faisait auprès du ministère pour obtenir des fonds

à l'effet de confectionner des instruments propres au même usage que ceux de M. Leroy. On
a dit qu'originairement les instruments de M.
Civiale étaient courbes, et destinés seulement à
aller chercher les calculs dans la vessie et à
renfermer les calculs dans une poche, pour procéder ensuite à leur dissolution par les acides,
mais qu'ensuite ils sont devenus droits par une
cause que nous n'indiquerons point, parce qu'elle
blesse la mémoire d'un homme célèbre et la délicatesse d'un médecin que nous croyons incapable
d'une mauvaise action (1). En 1823, M. Civiale
publia son premier ouvrage (*Nouvelles considérations sur les rétentions d'urine*), où on trouve
dessinés des instruments analogues à ceux que M.
Leroy avait présentés à l'académie de chirurgie,
un an auparavant. Nous disons analogues, parce
que ces instruments n'ont qu'une très faible ressemblance avec ceux que M. Civiale a fait connaître en 1826, et dont il se sert aujourd'hui
habituellement ; ceux-ci sont entièrement semblables à ceux de M. Leroy, et nous avouons
franchement n'avoir rien compris au mécanisme

---

(1) Voyez la lettre de M. Heurteloup à l'Académie des
sciences.

des premiers (1). Nous avons fait le même aveu
à la société médicale d'émulation dans un rapport qu'elle nous avait chargé de faire sur le travail dont il s'agit, et que M. Civiale lui avait
envoyé (2).

Depuis cette époque, les instruments de M.
Civiale et ceux de M. Leroy se sont tellement
rapprochés, ou plutôt se sont tellement confondus, qu'aujourd'hui il serait absolument impossible de dire celui des deux qui a précédé l'autre,
si l'Académie des sciences n'avait fait disparaître
toute incertitude à cet égard en décidant que M.
Civiale avait appliqué le premier avec succès les
instruments lithotritiques sur le vivant, mais
que M. Leroy d'Etioles les avait imaginés (3).

Là se termine ce que nous avions à dire sur
l'histoire de la lithotritie : tout ce qui a été fait
dans ce dernier temps est trop connu pour que
nous entreprenions de la suivre d'une manière

---

(1) Nouvelles considérations sur les rétentions d'urine,
Paris, 1825, 1 v. in-8.

(2) Voyez le bulletin de la Société médicale d'émulation, 1825.

(3) Rapport fait par M. Duméril et adopté par l'Académie des sciences le 3o mai 1825.

chronologique. Les idées, aujourd'hui, sur ce point de la chirurgie se pressent et se succèdent avec une telle rapidité, qu'il est impossible d'assigner à qui appartient la priorité de telle ou telle idée ingénieuse ou utile : nous nous taisons donc sur toute espèce d'antériorité, pour ne nous occuper que de la chose elle-même, nous proposant de parler de ces instruments, et d'apprécier leur mérite en parlant de la méthode de leurs auteurs. Plus de détails seraient d'ailleurs inutiles, puisque nous ne voulons nous occuper ici de la lithotritie que sous le rapport pratique. Nous commencerons par décrire le procédé de M. Gruithuisen, parce qu'il est véritablement le premier, parce que c'est un hommage à rendre au mérite de son inventeur, parce qu'enfin il peut faire naître à d'autres des idées meilleures.

MÉTHODE DE M. GRUITHUISEN.

Nous avons dit que ce praticien célèbre avait eu d'abord pour but primitif et unique de dissoudre la pierre dans la vessie par les acides ou les alcalis ; et que, pour faciliter l'action de ceux-ci, il avait imaginé de briser, de trouer les calculs, pour multiplier les surfaces et les points de contact avec les réactifs. Voici comment ce médecin s'explique dans la Gazette médico-chirurgicale de Salsbourg, du mois de mars 1813 :

« Nous allons commencer, dit-il, l'exposé de notre méthode de détruire la pierre dans la vessie par la partie mécanique qui y joue un si grand rôle, car elle nous sert à chaque instant, de même qu'en chimie, tantôt de moyens préparatoires, tantôt de moyens auxiliaires, pour arriver à notre fin. . . . .
. . . .
. . . .

« Il y a deux manières d'atteindre ce but; et la forme droite du cathétère nous sera d'un très grand secours dans chacune d'elles. En effet, l'urine étant évacuée au moyen d'une grosse sonde droite, deux cas se présentent : ou la vessie n'est pas contractée autour de la pierre, ou bien ce corps étranger est embrassé étroitement par les parois du réservoir urinaire. Dans le premier cas, on introduira dans la grosse sonde, engagée dans la vessie, *une vrille en forme de fer de lance,* ou une espèce de *couronne de trépan* dont la tige sera contenue dans un second tube ; celui-ci, destiné à être passé à travers le tube principal, remplira exactement ce dernier. L'intérieur du petit tube sera assez large pour laisser passer sur les parties latérales de la tige qu'il renferme deux extrémités d'un fil de métal d'un diamètre semblable à celui d'une corde de piano, de grosseur moyenne, lequel sort par deux ouvertures pratiquées en devant sur les côtés du tube, pour aller former une anse au-devant de la vrille ou de la couronne du trépan, afin de *préserver les parois de la vessie des atteintes de cet instrument.* C'est avec cette anse de fil métallique, qui peut être agrandie à volonté, en poussant en avant un de ses côtés, non tous deux, que l'on doit chercher à saisir la pierre. On injectera à cet effet du blanc d'œuf au moyen d'un petit tuyau muni d'une vessie de cochon et adapté à la grosse sonde, afin de lubrifier les parties et pour rendre faciles les mouvements de l'anse de fil dans l'intérieur du réservoir urinaire. La pierre étant engagée dans l'anse, on l'attire vers la grosse sonde et on la fixe ainsi contre la vrille; puis on se met à la faire jouer au moyen d'un archet, à la manière des horlogers quand ils percent le laiton. Lorsque le perforateur est sur le point de sortir du côté opposé à celui par lequel il est entré dans la pierre, il convient de ralentir le jeu de l'archet et de ne presque plus presser l'instrument vers la pierre, pour ne pas risquer de blesser la vessie. Le calcul étant percé d'un premier trou, on retire le perforateur pour faire sortir de la vessie par une injection la sciure et les débris de la pierre. Cela fait, *on cherche à retourner le calcul avec un fil d'archal un peu courbé en devant*, en même temps qu'on lâche un peu l'anse qui retient la pierre. Les extrémités de l'anse métallique seront très longues, pour qu'en retirant le perforateur avec un tube, elles restent contenues dans celui-ci.

« Si en continuant la perforation *on tombait,*

malgré ces précautions, sur le trou déjà pratiqué,
il faudrait laisser tomber la pierre dans la vessie,
retirer tout-à-fait l'anse de fil, et faire des injections d'eau tiède , lesquelles ne manqueront
pas de faire prendre à la pierre une autre position.

« Dans le cas contraire, où la vessie vide est
contractée étroitement autour de la pierre , ce
qui arrive assez fréquemment, il faut bien se
garder de percer d'outre en outre, de peur d'intéresser l'organe vésical. On se contentera *d'en-
tamer le corps étranger, dans la même position,*
successivement sur des points différents, les uns
à côté des autres ; puis, si le malade supporte ou
désire la continuation de l'opération, on changera
la position du calcul par le moyen d'une injection. On procédera à peu près de la même manière dans le cas où on réussirait à fixer la pierre,
au moyen de la grosse sonde, contre une paroi ou
contre le fond de la vessie, lorsque celle-ci est
dans un état de relâchement.

« Si, nonobstant toutes les tentatives faites pour
saisir la pierre avec l'anse de fil, ou pour la fixer
avec la grosse sonde contre les parois d'une vessie relâchée, on ne réussit pas à la fixer, on a recours au galvanisme, qui est un moyen de prati-

quer des trous dans les calculs vésicaux, etc., etc. »

Il est évident que, dans ce qui précède, se trouve l'esquisse de la lithotritie tout entière. Mais combien d'imperfections, combien d'erreurs et d'hypothèses avancées ou admises par une imagination ardente qui n'examine rien! On dirait que M. Gruithuisen n'avait pour but que d'inventer, sans examiner ni s'inquiéter si les moyens qu'il conçoit sont exécutables. On ne reconnaît pas là l'esprit froid et méthodique de la Germanie, qui voit tout, qui apprécie tout dans les moindres détails; mais on y reconnaît l'imagination bouillante d'un homme de génie et le cachet d'un vrai talent. Il est plus que probable que l'opération proposée par M. Gruithuisen n'a jamais été tentée, même sur le cadavre. Comment, en effet, supposer qu'un médecin instruit aille s'exposer à introduire dans la vessie d'un sujet vivant *une sonde droite munie d'une couronne de trépan ou d'un perforateur en fer de lance?* Ne doit-on pas craindre à chaque instant de percer cet organe, de ne pas rencontrer le calcul, qui, dans ce cas, se trouve souvent en dehors de l'axe de l'instrument; en supposant même qu'on le rencontre, ne doit-on pas redouter que l'ébranlement que l'on doit imprimer à ce corps, en le taraudant, ne se répète sur la vessie, ne la fatigue et ne la déchire. Il est certain du moins que ce temps de l'opération n'est pas praticable, pas plus que celui où M. Gruithuisen conseille de faire précéder la couronne de trépan, ou son fer de lance, *d'une petite anse de fil de laiton pour embrasser le calcul.* Comment cette anse pourra-t-elle se déployer dans la vessie pour circonscrire le calcul et ensuite le fixer à l'extrémité de la sonde, surtout si, comme nous l'avons dit, la poche urinaire est petite et contractée? Comment, en outre, parvenir à faire entrer un calcul dans cette anse, le serrer et le fixer assez solidement pour se permettre de l'attaquer avec un perforateur (1)? Dans le procédé de ce médecin se trouve véritablement le germe de toute la lithotritie : c'est un fait qui ne saurait être contesté. Pour s'en convaincre, il suffirait de relire ce que nous venons de rapporter ; mais pour cela le mérite de MM. Leroy, Civiale et Amussat, n'est pas diminué ; cependant il faut avouer que, si M. Gruithuisen n'est pas l'inventeur de la lithotritie, nous lui devons du

____

(1) Voyez la planche Ire.

moins la sonde droite, et avec elle la plupart des instruments qui en sont émanés. Nous lui devons encore le foret perforateur, et presque toutes les fraises mises en usage depuis et qui n'en sont que des imitations.

Tout ce que nous venons de dire prouve que souvent des hommes de mérite s'occupant du même sujet peuvent se rencontrer, sans pour cela qu'aucun d'eux ait le droit de revendiquer la priorité sur l'autre. Nous aurons plusieurs fois encore l'occasion de démontrer cette vérité dans le cours de cet ouvrage.

Pour achever de se convaincre que la priorité d'idées de la lithotritie appartient à M. Gruithuisen, il faut lire le passage suivant :

« Si on ne réussissait pas en une fois, dit-il,
« à réduire la pierre en morceaux, au moyen
« de la vrille, ou de la couronne de trépan, ce
« qui n'est nullement chose impossible, on es-
« saierait de diviser les fragments en parties
« plus petites, au moyen d'un brise-pierre (c'est
« une espèce de crochet) introduit dans la grosse
« sonde. Si les fragments étaient trop durs, on
« les ramollirait d'abord en faisant passer par-
« dessus un courant d'eau, puis *on tenterait de*
« *nouveau le broiement.* »

Ce premier avis a été suivi par M. Jules Clo-
quet, au moyen de son irrigateur qu'il place au-
dessus du lit du malade. M. Gruithuisen le faisait venir de plus loin : il tirait son courant d'eau
du quatrième étage ou même de dessus les toits,
prétendant que l'eau de pluie avait une force
dissolvante d'autant plus grande que le courant
venait de plus haut. Quant au broiement suc-
cessif des fragments, c'est positivement ce qui
constitue la méthode de MM. Civiale, Leroy et
Amussat, et de tous les médecins lithotritistes (1).
Nous verrons plus loin en quoi la nôtre consiste,
et quels sont les moyens que nous proposons
pour éviter de faire des morceaux, et surtout
pour empêcher qu'il n'en reste dans la vessie.
Nous ne nous arrêterons donc pas plus long-
temps à la méthode de M. Gruithuisen : nous
ne l'avons rapportée que parce qu'elle est historique, qu'elle peut intéresser sous ce rapport,
mais nullement sous celui de son usage, ni de
son application.

---

(1) Nous disons *Lithotritistes*, comme on dit *lithoto-
miste*, *anatomiste*, etc., le mot *lithotriteur* nous parais-
sant devoir être consacré aux instruments seulement.

MÉTHODE DE M. CIVIALE.

Nous plaçons ici la méthode de M. Civiale, sans vouloir pour cela lui assigner aucune prééminence sur celles de ses compétiteurs. Nous l'examinons la première, parce que, plus complète et plus généralement connue par les publications de son auteur, cette méthode a dû fixer d'abord notre attention. Aussi est-ce ici l'ordre de nos recherches plutôt que l'ordre chronologique. Nous prenons la méthode de M. Civiale dans son livre (1). Nous commençons d'abord par repousser l'inculpation calomnieuse qu'on a faite à M. Civiale d'avoir, au commencement de sa pratique, publié des instruments différents de ceux dont il se servait alors et dont il se sert en-

______

(1) De la Lithotritie ou du Broiement de la pierre dans la vessie. Paris, 1826.

core aujourd'hui habituellement : cette infrac-
tion à la délicatesse et aux convenances n'est pas
présentable, car le plus bel apanage des sciences
est la franchise et la loyauté; celui qui s'en
écarte cesse d'être estimable. Toutefois, nous
devons dire que l'on remarque avec surprise une
très notable différence entre les instruments que
M. Civiale a publiés en 1823 (1), et ceux que ce
médecin a fait connaître en 1826 (2).

Cette différence tient-elle, comme il l'a dit,
au manque d'habileté du premier artiste qui les
a dessinés? nous l'ignorons; ou bien aux modifications que M. Civiale leur a fait subir depuis?
Nous devons le croire; mais il est de fait que
cette grande différence existe, et il est fâcheux que
M. Civiale laisse peser sur lui l'idée d'une substi-
tution hautement affirmée à l'Académie des sciences par M. Heurteloup, dans une lettre que ce
médecin lui a adressée en 1827 (3).

Nous ne nous arrêterons point au traitement

---

(1) Nouvelles considérations sur les rétentions d'urine.

(2) De la Lithotritie ou du Broiement de la pierre dans
la vessie. Paris, 1826.

(3) Lettre à l'Académie, examen critique de l'ouvrage
de M. Civiale sur la lithotritie. Paris, 1827.

préparatoire que M. Civiale fait suivre aux individus qu'il doit opérer. La plupart de ses recommandations sont sages, puisqu'elles tendent toutes à éloigner les accidents qui pourraient retarder l'opération, ou la rendre infructueuse. Seulement nous ferons observer qu'il ne nous paraît pas utile d'insister autant qu'il le fait sur l'introduction préliminaire d'une sonde d'un gros calibre dans le canal de l'urèthre pour le dilater. Cette petite opération, quoique peu douloureuse en elle-même, demande pourtant quelques ménagements. Nous avons vu des malades la supporter difficilement; chez d'autres il survenait des accidents, tels que des hématuries, des douleurs dans les reins, et surtout le gonflement des testicules et du scrotum. La présence de ces sondes est souvent fatigante, surtout si, comme on le fait souvent, on les pousse jusque dans la vessie : alors elles provoquent de fréquentes envies d'uriner qui tourmentent le malade; le col de cet organe se trouve alors tiraillé par l'élasticité de cet instrument, qui, tendant sans cesse à redresser le canal de l'urèthre, l'irrite. Cette préparation devient même impraticable chez quelques individus très sensibles; et, si on insiste, elle développe souvent des inflammations graves dans les principaux viscères; ce qui retarde toujours l'opération principale, si même elle ne la rend impossible. On a vu, à la suite de ces tentatives, survenir chez quelques malades, des abcès au périnée ou au scrotum ; nous en avons vu un, dans les salles de l'Hospice de perfectionnement, soumis au traitement préparatoire dont nous venons de parler, pendant un mois et demi, ne pouvoir plus le supporter. On insista : il se développa dans les deux testicules une inflammation qui fut long-temps à se résoudre, et qui se renouvelait chaque fois que l'on replaçait la sonde. Par suite le malade ne put être opéré. Du reste, il est bon de remarquer que ces individus sont dans des conditions très peu favorables pour être débarrassés de leur pierre, même par l'opération de la taille. Celui dont il vient d'être question réclama nos soins plus tard. Nous ne voulûmes ni le lithotritier, ni le tailler ; il mourut peu de temps après avec sa pierre.

INSTRUMENTS DE M. CIVIALE.

Ils se composent :

1° D'une pince à trois branches renfermée dans un tube de trois ou quatre lignes de diamètre. L'extrémité de chacune de ces branches est recourbée en forme de crochet; et elles se recouvrent les unes les autres en rentrant dans le tube principal; leur face interne est garnie de dents et d'aspérités pour retenir le calcul et l'empêcher de tomber (1) ;

2° D'une fraise ou lithotriteur à tête, s'introduisant dans la pince par son extrémité antérieure ou vésicale; cette tête est de la grosseur nécessaire pour être contenue entre les branches de la pince, quand celle-ci est fermée et retirée dans le tube; elle est taillée à trois pans pour se loger dans l'intervalle des branches de la pince; elle est aussi dentelée pour corroder la pierre, à laquelle elle fait seulement un trou (2) ;

3º D'une autre fraise ou lithotriteur taillée et disposée de la même manière, mais excentrique, c'est-à-dire que l'insertion de la tige, au lieu de se faire au centre de la tête, a lieu sur l'un des points latéraux. Celle-ci est également destinée à percer la pierre, mais elle lui fait un trou plus grand. Elle est ordinairement montée sur une

---

(1) Pl. 2, fig. 1.
(2) Pl. 2, fig. 2.

tige flexible, de manière qu'en fouettant elle puisse faire un trou plus évidé (1) ;

4° Enfin d'un chevalet destiné à supporter la pièce principale de l'appareil, c'est-à-dire le tube, et à placer la main des aides et de l'opérateur, pour soutenir l'instrument et éviter le ballottement pendant l'opération ; l'une des poupées de ce chevalet est mobile; elle porte un ressort à boudin destiné à pousser la fraise, à mesure que celle-ci chemine dans le calcul; cette fraise est mise en mouvement par un archet placé sur le cuivrot que l'on voit à son extrémité (2).

PROCÉDÉ OPÉRATOIRE.

Voici le procédé opératoire de **M**. Civiale tel qu'il le décrit à la page 71 de son ouvrage (3):

« Le malade étant sur son lit, on met plusieurs draps ployés ou un coussin sous le sacrum , afin de l'élever, et de placer *la pierre vers la partie postérieure de la vessie;* on introduit une sonde ordinaire, et au moyen d'une seringue on in-

---

(1) Pl. 2, fig. 3.
(2) Pl. 2, fig. 4.
(3) De la lithotritie, etc.

jecte soit une certaine quantité d'eau tiède, soit
une décoction émolliente ou mucilagineuse, proportionnée à la cavité de la vessie. Il faut s'arrêter aussitôt que le malade manifeste le besoin
d'uriner; la sonde doit être retirée, et immédiatement après l'instrument est introduit d'après
le procédé que j'ai décrit. Ordinairement l'on
sent la pierre; dans le cas contraire, on fait développer les branches du litholabe en tirant
à soi la canule extérieure, et l'on procède à la recherche du corps étranger. Aussitôt qu'on l'a
senti, on essaie *de le saisir et de le fixer*. Si
son volume n'est pas en rapport avec l'étendue
des branches de la pince, *il s'échappera;* mais
on s'assure, au moyen de l'échelle graduée qui se
trouve à l'autre extrémité de l'instrument, du
degré d'écartement des branches, et approxima-
tivement du volume de la pierre. On est alors à
même de choisir un instrument plus convenable.

« Cette exploration présente quelquefois des
difficultés qui proviennent de la position de la
pierre et de ses formes différentes. Lorsque le
calcul est placé près du col de la vessie, il faut
donner un plus grand degré d'élévation au sacrum, et, en réintroduisant la pince, on tâche
de pousser la pierre jusqu'à la partie postérieure

de la vessie : alors on fait ouvrir la pince sur elle, et on la saisit. On réussit toutes les fois que son volume n'excède pas celui d'un œuf de poule et que la vessie a assez de capacité pour permettre le développement des pinces.

« Dès que la pierre est embrassée par les trois branches, on la fixe *en faisant glisser la gaine sur la pince*. La vis de pression rend ces deux pièces immobiles.

« *Avant de placer le tour*, on s'assure de la possibilité de faire pivoter le lithotriteur sur le calcul, afin d'éviter les secousses qui pourraient résulter des premiers mouvements de l'archet si l'on employait la force. En commençant la perforation, il faut opérer lentement. Si la pierre est friable, le lithotriteur pénètre avec facilité ; son action est accompagnée d'un bruit sourd.

« Lorsque la pierre est dure, le son est plus aigu, le lithotriteur fait peu de progrès ; *on est dans la nécessité d'avoir recours au ressort en spirale*, placé à la partie supérieure de la poupée.

« On peut presque toujours continuer le broiement pendant à peu près dix minutes, *mais alors il devient nécessaire de s'arrêter pour ne pas fatiguer le malade.*

« Pour retirer l'instrument, on commencera par desserrer la vis de pression ; on ouvre la pince ; on repousse la pierre par le moyen du lithotriteur, et l'on fait rentrer la pince dans sa gaîne. On doit aussi s'assurer que les branches sont placées dans les entailles du lithotriteur. *Il arrive souvent qu'on ramène avec la pince quelques fragments de pierre :* s'ils étaient trop volumineux pour rendre la sortie de l'instrument douloureuse, on les écraserait en poussant la tête du lithotriteur contre les crochets de la pince.

« Les premières urines que le malade rend sont légèrement *colorées par le sang.* On fait prendre un bain immédiatement après ; on ordonne quelques heures de repos et un régime doux, mais rarement la diète. Le lendemain, le malade est, en général, dans le même état qu'avant l'opération ; on peut recommencer du troisième jour au cinquième.

« On rencontre alors moins d'obstacles que la première fois. L'état normal du malade s'est amélioré ; il n'éprouve plus cet effroi qui le saisit presque toujours à l'approche d'une opération dont il s'exagère d'avance les douleurs.

« Dans les séances suivantes on a soin de s'assurer, au moyen du lithotriteur, *si la pierre n'a pas été saisie dans le même sens :* si elle l'était, *il faudrait la retourner.* Pour opérer ce changement, on pousse un peu en avant les branches de la pince, on fait exécuter au lithotriteur de petits mouvements de rotation, et l'on parvient à changer de face le calcul. *Cette partie de l'opération est très délicate et exige une grande habitude.*

« Le nombre des séances dépend du volume de la pierre et de l'état du malade.

« Enfin, lorsque la pierre se trouve divisée en fragments, quelquefois trop volumineux pour être expulsés avec les urines, *il faut les écraser de la manière indiquée plus haut.* L'on agit de même lorsque le calcul saisi n'a que la grosseur d'une noisette : comme on parvient toujours à l'écraser, le broiement est inutile. »

Après cette description, il n'y a pas un malade qui ne soit tenté de se faire opérer, pas un médecin qui ne se croie capable de pratiquer l'opération de la lithotritie : de là le grand nombre d'instruments qui ont été envoyés, soit en province, soit à l'étranger ; de là aussi les nombreuses tentatives qui ont été faites, les nom-

breuses erreurs qui ont été commises même par
des chirurgiens, la plupart d'un grand mérite :
car il est à remarquer que presque tous les chirurgiens en chef des hôpitaux ont essayé la lithotritie et que tous ont échoué ; ce qui prouve
que cette opération n'est pas aussi facile qu'on se
le figure. Depuis trois ans surtout, plus de six
mille appareils de lithotritie ont été expédiés de
Paris, tant pour les provinces que pour les pays
étrangers, et cependant on connaît à peine quelques succès bien avérés, parce que, pour pratiquer cette opération, outre de l'habileté et de l'a-
dresse, il faut encore une très grande habitude,
qui ne s'acquiert qu'avec le temps et en maniant
sans cesse les instruments qui y sont destinés. La
manœuvre de ceux-ci est si difficile, quoique en
apparence très simple, qu'il faut pour ainsi dire
les avoir faits soi-même pour les bien connaître,
ou s'identifier tellement avec eux, qu'ils devinent en quelque sorte vos intentions, ou que les
doigts se portent d'eux-mêmes sur le point qu'il
est essentiel de faire agir pendant l'opération.

Les instruments de M. Civiale sont mauvais ;
nous devons commencer par le dire, et nous
ne concevrions pas les succès obtenus par ce praticien, si nous ne savions que très souvent avec

les instruments même les plus défectueux et les plus mal conçus on obtient des prodiges quand on a l'habitude de les manier.

M. Civiale a de beaux faits sans doute, même de très beaux, mais aussi il a eu de nombreux revers, soit en ville, soit dans les hôpitaux, dont les journaux n'ont pas toujours rendu compte. En voici un relevé fait par M. Heurteloup, dans sa lettre qu'il a adressée à l'Institut. Sur quatre-vingt-deux malades qui se sont présentés chez M. Civiale, quarante-huit sont guéris, trente et un sont morts, trois ont gardé leur pierre (1). Quoique nous ne pensions pas que les trente et un individus dont il s'agit aient succombé à la lithotritie, nous croyons cependant que les insuccès de ce praticien sont assez nombreux, sans qu'il faille les exagérer : il en avoue huit sur le nombre précité, et cette quantité suffirait encore pour prouver que la méthode de M. Civiale est imparfaite et qu'elle offre des dangers qu'il est urgent de chercher à éviter. Pour y parvenir, examinons-la soigneusement.

---

(1) Lettre à l'Académie des sciences, par M. le baron Heurteloup. Paris, 1827.

« On fait, dit cet opérateur, ouvrir la pince *sur la pierre et on la saisit.* » Ce temps de l'opération paraît très facile ; on dirait qu'il suffit de vouloir et d'y mettre la main. C'est une étrange erreur qui a fait commettre un grand nombre de fautes à ceux qui se sont occupés de lithotritie, et qui a compromis la vie de beaucoup de malades, en même temps qu'elle a fait tort à cette opération, en abusant à la fois des patients et des médecins, qui, après avoir pris trop à la lettre ce qu'il ont lu, ont cru pour la plupart qu'il suffisait d'avoir des instruments lithotriteurs et du mérite dans un autre genre pour opérer dans celui-ci. C'est un tort qui a coûté cher au plus grand nombre.

Nous ne saurions trop le répéter, pour pratiquer une opération quelconque, la lithotritie surtout, il faut d'abord en bien connaître les instruments, et bien les comprendre ; il faut ensuite une certaine dextérité naturelle que tout le monde n'a pas ; il faut enfin que les parties anatomiques sur lesquelles on opère soient bien connues ; et précisément celles sur lesquelles on pratique l'opération qui nous occupe ne le sont pas ou le sont mal : d'abord parce qu'elles sont mal démontrées dans les amphithéâtres, ensuite parce

que les élèves ont toujours beaucoup de répugnance à les étudier, en raison du genre et du
nombre de difficultés qui les entourent. Pour
toutes ces raisons, nous pourrions dire, sans
craindre d'être démenti par la suite que la lithotritie sera toujours une opération difficile,
qui réclamera constamment beaucoup d'étude
et des mains privilégiées.

« *On met le malade sur son lit,* » dit M.
Civiale. Cette disposition est déjà vicieuse ; le
malade est mal à son aise, ou le chirurgien est
souvent mal placé. Si le lit est trop haut, l'o-
pérateur est gêné ; s'il est trop bas, il se fatigue,
et il ne peut pas continuer son opération ; enfin
si le lit est trop large, l'opérateur est forcé d'allonger les bras, et alors il n'est plus maître de
ses mouvements, ni de s'opposer aux oscillations
de l'instrument, qu'il est pourtant si urgent d'é-
viter. Pour ces motifs, nous pensons qu'il faut
un lit fait exprès, comme nous aurons occasion
de le démontrer en parlant de la méthode de
M. Heurteloup.

« *On met un coussin sous le sacrum, afin de
l'élever, de placer la pierre vers la partie postérieure de la vessie.* » Il serait plus simple, ce me
semble, de placer le malade de suite sur un lit *ad*

hoc : on lui épargnerait ainsi beaucoup de douleurs, et au chirurgien beaucoup d'incertitude et de tâtonnements. Car, lorsque l'instrument est introduit dans la vessie, si le sacrum n'est pas assez élevé, si la pierre ne se trouve pas vers le basfond de ce viscère, il faut lever le malade, lui faire bomber le ventre, pour avoir plus de facilité à la saisir. Tous ces mouvements sont douloureux, ou du moins fatigants pour le patient, attendu que, pendant qu'ils ont lieu, l'instrument qui traverse l'urèthre peut aller heurter la vessie, et provoquer cet organe à des contractions pénibles. Cette cause, sans qu'on s'en doute, empêche le plus souvent que l'opération soit achevée ou fait que quelques fragments de calcul restent dans la vessie. -

« *On injecte une certaine quantité d'eau tiède, soit une décoction émolliente ou mucilagineuse, proportionnée à la cavité de la vessie...... La sonde doit être retirée, et, immédiatement après, l'instrument est introduit.* » Il vaut mieux, quand on le peut, comme nous le faisons dans notre méthode, faire usage, pour l'injection, du même instrument qui doit servir à saisir la pierre, c'est-à-dire qu'il faut commencer par introduire celui-ci, parce que, outre l'inconvénient qu'il y a à passer et à repasser plusieurs fois un corps dur dans le canal de l'urèthre, on est plus sûr de rencontrer la pierre quand la vessie est vide, et de la prendre ensuite en dilatant graduellement cette poche avec l'injection. De plus, quelquefois l'eau s'écoule en retirant la sonde, surtout lorsque celle-ci n'est pas assez volumineuse pour remplir entièrement le canal de l'urèthre, et alors il faut recommencer. Avec l'instrument lithotriteur, au contraire, on n'a pas ces désagréments. On me dira peut-être que l'on presse la verge sur la sonde pour empêcher l'eau de s'écouler ; mais cette mesure est souvent inefficace, et de plus, elle n'empêche pas la vessie de se contracter ; ensuite on perd du temps, et quand enfin on veut introduire la pince, on trouve la vessie presque vide, et on est exposé alors à la pincer. Cependant, il faut en convenir, quelquefois on ne peut pas faire autrement ; mais avec l'instrument de M. Civiale, dont la fraise est à tête et qui s'introduit par l'extrémité vésicale des pinces, on est toujours forcé d'en agir ainsi. C'est un inconvénient auquel on a remédié dans ces derniers temps en faisant faire des fraises à aile mobile. Nous en parlerons plus loin.

« *Ordinairement l'on sent la pierre ; dans le cas contraire, on fait développer les branches du lithotabe.* » Cette manière d'opérer me paraît blamable, parce que, pour rencontrer le calcul, on est obligé de tâtonner dans l'intérieur de la vessie, de toucher cet organe sur tous ses points, de l'explorer en un mot. Cette manœuvre est douloureuse, très pénible ; elle suffit dans diverses occasions pour faire manquer l'opération. Voici un fait entre autres que nous trouvons consigné dans *la Lancette*, t. 1er, no 86 : « Le « nommé ..., salle Saint-Louis, no 24, à la Pi- « tié, avait la pierre, il s'était confié aux soins de « M. Civiale, qui l'avait fait entrer dans cet hôpi- « tal. A la suite de la première séance, il s'arrête « plusieurs fragments dans le canal de l'urèthre « et dans la fosse naviculaire, qui y causent « beaucoup de douleurs.

« Le 29, seconde tentative, moins heureuse « que la première. L'opérateur, à l'aide d'une « des branches de la pince, extrait deux frag- « ments qui remplissent encore la fosse navicu- « laire et qui gênaient depuis quelques jours l'é- « mission des urines. Il charge ensuite les cal- « culs partiels qui étaient restés dans la vessie et « les divise de nouveau ; *les divers mouvements*

« *que nécessite la recherche de ces calculs dé-*
« *terminent des douleurs assez vives.* Il est pro-
« bable que c'est la *seule cause de l'inflamma-*
« *tion* qui, trois jours après, s'empara *du testi-*
« *cule* gauche, et qui a duré *vingt-deux jours ;*
« elle fut traitée, » etc... Quelques malades ne
peuvent supporter cette manœuvre. En outre on
peut encore malgré cela ne pas rencontrer la pierre, comme il est arrivé à M. Civiale chez MM.
Desprets, Denise, Vaucelles, Quartara, Carpen-
tier, Leblanc et autres (1), et comme il arrive
en ce moment chez un malade placé dans l'un
des grands hôpitaux de Paris. Alors on est forcé
de retirer l'instrument sans avoir rien fait.

« *On ouvre la pince* (dit un chirurgien célèbre, mais qui ne connaît pas la lithotritie et
qui veut cependant opérer), *et si on ne trouve*
pas la pierre, on en est quitte pour la refer-
mer et la retirer. » A notre avis, il ne faut jamais s'exposer à ce désagrément; il ne faut jamais ouvrir l'instrument que son extrémité ne
touche le calcul, afin de ne pas faire entrer et
sortir la pince sans motif, et provoquer ainsi

---

(1) Ouvrage de M. Civiale, p. 93, 159, 160, 215, 31.

les contractions réitérées de la vessie, qui empêchent quelquefois le chirurgien de continuer.
« *Aussitôt qu'on l'a sentie, on essaie de la saisir et de la fixer.* » *On essaie* est bien dit, car
tous les lithotritistes sont d'accord sur ce point.
Ces deux temps sont les plus difficiles de l'opération, les plus incertains pour le chirurgien, et
les plus douloureux, les plus dangereux pour le
malade. En effet, on manque souvent la pierre
dans cette circonstance, parce que celle-ci passe
entre les branches de la pince, ou bien encore
on la prend mal, et alors il faut la lâcher et recommencer. Ces incertitudes et ces inconvénients sont sans contredit l'un des points les
plus défectueux de la méthode de M. Civiale
et sur lequel nous pourrions nous arrêter plus
long-temps; mais nous aurons occasion de revenir sur ces défauts, quand nous parlerons de
la pince à trois branches. On peut aussi, dans
ces manœuvres difficiles et tout-à-fait incertaines, pincer la vessie, quoique M. Civiale le
nie. Ce malheur est arrivé à M. Leroy, et il l'a-
voue lui-même avec toute la candeur d'un
homme de bonne foi, qui ne cherche point à
déguiser ses revers. La possibilité de cet accident est admis par tous les opérateurs; il se con-

çoit d'ailleurs sans qu'il soit nécessaire de l'expliquer davantage. Pour fixer le calcul il y a encore plus de difficultés que pour le saisir. Ce temps de l'opération ne dépend plus de l'adresse ni de l'habileté du chirurgien, mais bien du hasard. Souvent le calcul retombe de lui-même dans la vessie, comme M. Civiale en cite plusieurs exemples dans son ouvrage. Ceci a lieu par l'élasticité des branches de la pince, qui, agissant chacune comme un levier du second genre, en prenant leur point d'appui entre la puissance et la résistance, et en dehors de l'axe de l'instrument, tendent à s'écarter d'elles-mêmes quand on veut les faire rentrer dans le tube principal, et de cette manière elles occasionent la chute du corps étranger qu'elles étaient destinées à conserver. Ce contre-temps a lieu surtout quand les branches de cette pince sont mal trempées ou quand elles sont trop faibles ou trop petites relativement au volume du calcul : c'est ce qui a fait dire à M. Civiale, à la page 71 de son livre : « *Si le volume du calcul n'est pas en rapport avec l'étendue des branches de la pince, il s'échappera.* » Le pire de tout cela, c'est qu'il faut recommencer les manœuvres chaque fois que le calcul sort des branches de la

pince, et ce sont à chaque fois les mêmes douleurs, les mêmes angoisses pour le malade, la
même incertitude pour le chirurgien. M. Civiale,
qui a été tant de fois témoin de cet inconvénient, aurait bien dû chercher à y remédier;
mais il ajoute : « *On est alors à même de choisir un autre instrument plus convenable*, »
c'est-à-dire qu'on est libre d'abandonner le malade, d'ajourner l'opération ou de recommencer
comme si l'on n'avait rien fait.

« *Lorsque le calcul est placé près du col de
la vessie, la pince s'ouvre derrière lui.* »
De là l'importance de la recommandation que
nous faisions tout à l'heure de placer le malade
sur un lit fait exprès, et de ne jamais ouvrir la
pince qu'elle ne soit sur la pierre. « *Si son volume est considérable*, dit M. Civiale, *il faut
fermer la pince, la retirer jusqu'au col de
la vessie, donner un plus grand degré d'é-
lévation au sacrum, et, en réintroduisant la
pince, on tâche de pousser la pierre jusqu'à
la partie postérieure de la vessie; alors on
fait ouvrir la pince sur elle et on la saisit.* »
On voit toujours la nécessité de la recommandation que nous venons de faire, celle d'avoir
un lit; elle se reproduit à chaque ligne; ce moyen

est véritablement l'ancre de salut de la lithotritie; on évite ainsi ou du moins on diminue les
tâtonnements nécessaires dans cette méthode
pour charger la pierre; enfin on supprime des
manœuvres inutiles autant que douloureuses.

« *Dès que la pierre est embrassée par les
trois branches de la pince....* » En effet, elle ne
l'est souvent que par deux, et on ne s'en aperçoit seulement qu'en poussant le lithotriteur
comme si on allait commencer le broiement :
alors il la chasse facilement, et il faut recommencer comme si on n'avait rien fait. « *On la
fixe en faisant glisser la gaîne sur la pince.* »
C'est précisément dans ce moment que le calcul s'échappe, à moins qu'il ne soit pris entre
deux branches, comme nous l'avons fait remarquer tout à l'heure : dans tous les cas, il retombe dans la vessie, poussé par le lithotriteur.
Nous le répétons, par la méthode de M. Civiale, on ne sait jamais positivement quand
le calcul est bien saisi; on ne s'en aperçoit que
quand on va procéder au broiement. Car les
crochets qui terminent les branches de cette
pince ne suffisent pas toujours pour le retenir,
surtout quand ce corps étranger est un peu gros,

ou quand les branches de la pince sont relativement trop faibles pour lui.

« *Avant de placer le tour.* » Le tour ou chevalet est une bonne chose dans la méthode de M. Civiale, en ce qu'il donne à l'opérateur le moyen de soutenir son instrument et de diminuer un peu les mouvements d'oscillation que lui imprime toujours l'archet, qui malgré cela est cependant encore préférable à la manivelle ; mais nous trouvons ce tour ou chevalet mauvais, parce qu'il porte sur l'une de ses poupées, un ressort à boudin, qui pousse avec une égale force de pression la fraise contre la pierre, que celle-ci soit dure ou molle. Nous n'avons jamais compris comment on pouvait confier ce temps de l'opération, l'un des plus délicats, à une force morte ou passive, agissant toujours avec une égale puissance ; il nous semble qu'il serait préférable de conduire le foret à l'aide de la main, qui peut seule apprécier la dureté du calcul et juger du degré de pression qu'il convient d'exercer pour le perforer. On nous répondra peut-être que ce ressort à boudin présente une vis de pression pour modérer son action. C'est une erreur : une fois desserrée, la pression du ressort est toujours la même, que le calcul soit dur ou qu'il soit mou. De là les inconvénients suivants qui peuvent en résulter : 1° l'obligation de faire jouer l'archet pendant long-temps si le calcul est très dur, sans qu'en aucune manière on puisse en accélérer la destruction ; 2° quand le calcul est mou, de le voir se diviser et séparer très promptement, tandis qu'avec une pression moins forte on aurait pu le broyer davantage et faire moins de morceaux. Nous démontrerons que ce moment précieux de l'opération du broiement doit être confié à l'action du pouce et du doigt indicateur seulement.

L'archet généralement adopté par tous les lithotriteurs et par M. Civiale est un assez bon moyen, avons-nous dit. Il débite en effet mieux que la manivelle, et la pression que l'on exerce sur la pierre est peut-être plus facile à graduer ; mais les mouvements de celle-ci sont plus doux, plus ronds, si je puis m'exprimer ainsi ; ils sont moins saccadés que ceux de l'archet. Dans ce cas, le moyen d'éviter des mouvements de trémoussements qui fatiguent toujours le malade, c'est d'adopter un point fixe de quelque moyen rotateur qu'on se serve. Comment M. Civiale n'a-t-il pas encore trouvé le moyen d'éviter cet inconvénient, lui qui l'a si souvent rencontré, soit en adoptant un lit-support, ou bien en employant la manivelle, qui dans ce cas-là me semble de beaucoup préférable, surtout quand le calcul est mou? Nous aurons occasion de revenir sur ce point en parlant des roues à engrenage.

« *On peut presque toujours continuer le broiement pendant à peu près dix minutes ; mais alors il devient nécessaire de s'arrêter pour ne pas fatiguer le malade.* »

Cette fatigue résulte le plus souvent du froissement des branches de l'instrument contre les parois de la vessie, et particulièrement des oscillations et des trémoussements que l'archet imprime à tout l'appareil, et qu'aucune force humaine ne peut empêcher. Les contractions de la vessie deviennent alors si fortes, les envies d'uriner si intolérables, que le liquide contenu dans la vessie s'échappe, quoi qu'on fasse, entre le canal de l'urèthre et la sonde, et que l'opérateur est souvent forcé pour cette cause de suspendre son opération. De là, sans doute, l'obligation où se trouve M. Civiale de faire plusieurs séances, dont le nombre va quelquefois jusqu'à quatorze, seize, vingt et plus, comme cela lui est arrivé chez MM. Cornu, Erard, Sucotte, Thu-

beuf, Mourot (1) et chez le nommé C... à l'hôpital Neker (2). M. le baron De Zack m'a dit en
avoir supporté vingt-quatre. On éviterait certainement une partie des dangers que cette manière d'opérer entraîne à sa suite en adoptant un
lit-support, ou un point fixe.

« *Pour retirer l'instrument, on commence
par desserrer la vis de pression, on ouvre la pince, on repousse la pierre par le moyen du lithotriteur, et l'on fait rentrer la pince dans sa gaîne.*»
C'est dans ce moment qu'on est fort exposé à
pincer la vessie. Cela est arrivé. M. Civiale imprime sans doute à son instrument quelque mouvement de rotation qu'il ne nous dit pas ; autrement il produirait à chaque instant l'accident
que nous venons de signaler; c'est surtout quand
la vessie est vide, très irritable ou très contractile, que cet événement véritablement déplora-
ble peut avoir lieu. Il paraît qu'il en était ainsi
chez M. Turgot (3), opéré par M. Civiale. Le
désordre était si grand chez ce malade, dit M.

---

(1) Voyez l'ouvrage de M. Civiale.
(2) *Lancette française,* t. 2, n° 34.
(3) Ouvrage de M. Civiale.

Heurteloup (1), que la vessie a été blessée, et qu'il en est résulté une fistule qui faisait communiquer la vessie avec le rectum (2). Nous ne pensons pas qu'un pareil malheur puisse arriver souvent; cependant nous avons vu plusieurs fois ramener des portions de la membrane muqueuse de la vessie en retirant l'instrument après l'opération. Ce qui atteste assez qu'on avait encouru ce danger. Enfin, un chirurgien d'un grand hôpital, que nous pourrions nommer au besoin, nous a dit avoir eu entre les mains, ainsi que plusieurs médecins, la vessie d'un individu qui avait été opéré par M. Civiale : elle était percée d'outre en outre; le malade avait succombé quelques heures après l'opération. Nous rapporterons plus loin d'autres faits analogues.

« *Il arrive souvent que l'on ramène avec les pinces quelques fragments de pierre.* »

Certainement cela arrive, même beaucoup trop souvent, parce que ces fragments, toujours

-----

(1) Lettre à l'Académie, p. 56.

(2) Ce malade ensuite a été taillé par la méthode recto-vésicale, par **M.** Dupuytren, et guéri, à ce qu'il paraît, de ces deux infirmités.

anguleux, présentent ordinairement une de leurs pointes entre les mors de la pince, labourent le canal de l'urèthre, l'éraillent et le déchirent comme cela a eu lieu chez le nommé Morin, opéré par M. Civiale (1), et chez tant d'autres ; il s'ensuit même parfois des hémorrhagies inquiétantes, comme nous l'avons vu chez plusieurs malades.

« S'ils étaient (ces fragments) trop volumineux pour rendre la sortie de l'instrument douloureuse, on les écraserait en poussant la tête du lithotriteur contre les crochets de la pince. »

Ceci ne se pratique pas aussi facilement ni surtout aussi sûrement qu'on le dit, particulièrement si on se rappelle que la fraise de M. Civiale est à pans entaillés pour être reçue entre les branches de la pince, et qu'alors elle ne peut plus tourner lorsqu'il reste des fragments pris entre les mors de cette pince ; ces fragments peuvent en outre dépasser les branches et déchirer le canal de l'urèthre comme nous l'avons dit tout à l'heure ; d'ailleurs on n'est jamais sûr d'avoir un fragment bien saisi. Et avec l'adresse de M. Civiale, nous

______

(1) *Journal universel des sciences médicales,* n° 144; observation rapportée par M. Chantourelle.

5.

aimerions mieux lâcher ces fragments, les repousser même dans la vessie pour les reprendre
ensuite et les broyer, que de nous exposer aux
accidents que nous venons de signaler. « *Les
urines que le malade rend sont légèrement colorées.* » Elles sont quelquefois plus : elles sont
sanguinolentes et même chargées de caillots de
sang qui proviennent quelquefois de l'état patho-
logique de la vessie, si fréquemment malade chez
les calculeux, mais d'autres fois aussi qui dépen-
dent des mauvaises manœuvres qu'on a été obligé
de faire pour charger la pierre dans la vessie ou
pour saisir des fragments, souvent si difficiles à
trouver, attendu qu'ils passent entre les branches de la pince, qu'ils s'échappent souvent, et
qu'ils se placent ordinairement au bas-fond de la
vessie, dans les interstices des colonnes et des
anfractuosités qu'il n'est pas rare d'y rencontrer;
de sorte que la reprise d'un fragment abandonné
dans ce viscère est plutôt un hasard qu'une
chose sur laquelle on doive compter.

Ces manœuvres contre lesquelles nous nous
élevons avec tant de force occasionent encore
d'autres désordres qui sont pires que les hémorrhagies, et que nous devons faire connaître : nous
voulons parler des inflammations de la vessie,

des testicules ou du cordon, de la fièvre, des coliques néphrétiques, des accidents nerveux, de la diarrhée, du délire, etc. M. Civiale en rapporte plusieurs exemples. Nous avons maintenant sous les yeux un homme qui se meurt d'une péritonite qui s'est développée après la lithotritie. Voici un autre fait qui prouve que les recherches dans la vessie et les tâtonnements répétés peuvent avoir les suites les plus graves ; il est tiré de la pratique de M. Leroy , mais il peut être appliqué aussi à celle de M. Civiale, puisque la méthode de ces deux chirurgiens est identique.

« Le 5 août 1829 (1), M. Leroy a pratiqué à
« l'Hospice de perfectionnement la lithotritie,
« sur un homme âgé de soixante-deux ans, dont
« la vessie était tellement contractile qu'elle re-
« jetait l'injection forcée qu'il faisait; ce chirur-
« gien se vit contraint d'opérer le broiement
« presqu'à sec. Il parvint avec autant de dexté-
« rité que de prudence à saisir des calculs et à
« les réduire en fragments assez volumineux ;
« les trois séances qu'il fit furent *très doulou-*
« *reuses* sans être suivies immédiatement d'ac-

(1) Thèse de M. Drouineau, n° 260 , 2 décembre 1829.

« cidents graves. Le malade rendit une assez
« grande quantité de détritus et un gros frag-
« ment qui, s'étant engagé dans l'urèthre, n'en
« fut extrait qu'à l'aide de la pince; mais bien-
« tôt des symptômés *adynamiques* survinrent,
« puis une rétention d'urine. En sondant le ma-
« lade on reconnut un autre calcul; on ne put
« songer à continuer la lithotritie; on tenta la
« taille périnéale; peu de jours après, le malade
« succomba. » On trouve le même fait rapporté
dans la *Lancette* (1), et le rédacteur se demande
si l'individu a succombé à l'opération de la taille
ou par suite de la lithotritie; il résout la seconde question par l'affirmative. A cette occasion nous ferons remarquer de nouveau que les
malades qui périssent à la suite de la lithotritie,
comme la plupart de ceux qui meurent à la suite
des affections des organes génito - urinaires,
succombent plutôt à l'altération des principaux
viscères qu'au désordre des organes génitaux
ou urinaires proprement dits.

Les accidents que nous venons de signaler se
sont rencontrés chez plusieurs des malades de

----

(1) T. 2, n° 22 et 23.

M. Civiale (1), et c'est probablement pour cette raison que le traitement a été si long chez plusieurs d'entre eux. Il a duré près de trois mois chez M. Matre, quatre chez M. Morin, six chez M. Lenotte et chez M. le baron De Zach au moins autant.

« *Dans les séances suivantes, on aura soin de s'assurer au moyen du lithotriteur si la pierre n'a pas été saisie dans le même sens.* » Cet inconvénient se présente fréquemment; il a été observé chez M. Pérat (2), et dernièrement chez un malade qui a été taillé par M. Hervez de Chegocin, qui en a présenté le calcul à l'Académie de médecine, dans sa séance du 13 août dernier. M. Civiale ajoute : « *Si elle l'était, il faudrait la retourner.* » Nous voudrions bien savoir comment M. Civiale s'y prend pour retourner un calcul dans une pince à trois branches sans le laisser échapper. Ce chirurgien s'est trompé : il a voulu dire *le lâcher* pour le reprendre, car il est évident qu'on ne peut en agir autrement. Il suffit de voir les pinces à trois bran-

---

(1) Voyez les observations 27, 29, 30, 31, 33, 39, 51, 75, 76, 77, 78, de l'ouvrage de M. Civiale.

(2) Ouvrage de M. Civiale.

ches pour être convaincu que ce que M. Civiale avance est impossible. Nous croyons même inutile d'insister sur ce point ; et nous renvoyons, pour nous expliquer sur les inconvenients qui se découvrent à chaque instant dans la pince à trois branches, à un article spécial que nous consacrerons à cet objet.

« *Enfin*, dit M. Civiale, *lorsque la pierre se trouve divisée en fragments trop volumineux pour être expulsés par les urines, il faut les écraser de la manière indiquée plus haut.* » C'est-à-dire qu'il faut les reprendre les uns après les autres, si l'on peut, et comme on le ferait d'une pierre entière, c'est-à-dire aussi avec les mêmes chances, la même incertitude, les mêmes difficultés pour l'opérateur et les mêmes inconvénients pour le patient.

Ce serait ici le lieu de faire de nombreuses réflexions sur les dangers de cette méthode ; mais nous serions entraîné trop loin ; notre but ici n'est que d'indiquer aux praticiens les principaux écueils d'une opération nouvelle , exécutée avec les instruments défectueux que nous venons de faire connaître. Cependant, nous poserons les questions suivantes :

Par la méthode de M. Civiale, peut-on espérer d'extraire tous les fragments de calculs que l'on s'est appliqué à faire dans la vessie ? peut-on espérer qu'on n'en oubliera pas quelques uns dans ce viscère ? sortiront - ils bien tous, ou ceux qui restent ne serviront-ils pas de noyau à d'autres calculs ? comment reprendra-t-on ceux qui ne pourraient pas sortir ? Nous avons dit que c'était le hasard qui présidait à cette dernière opération : car, outre la difficulté très grande qu'il y a de s'assurer de leur existence, on ne sait pas même quand on les touche, attendu qu'ils sont petits, légers, flottants et qu'ils se déplacent au moindre choc de l'instrument, sans même que l'opérateur s'en aperçoive. C'est donc un bonheur de pouvoir les saisir. Encore une fois nous nous croyons autorisé par ce qui précède à chercher une méthode meilleure. Nous la ferons connaître plus loin. Quelques uns de ces fragments qu'on s'est appliqué à faire avec tant de soin restent dans la vessie : MM. Guitton et Dejean en ont rendu en arrivant dans leur pays. M. Corticat de Paris en a rendu un trois mois après l'opération (1); un petit garçon de Vincennes en a

----

(1) Ouvrage de M. Civiale.

rendu au bout de quelques semaines. M. Oudet, qui avait été déclaré guéri par M. Civiale, a été taillé peu de temps après par M. Souberbielle, qui lui a retiré quatre calculs du volume d'une noix. Nous avons vu à Londres un malade qui avait été opéré à Paris par M. Civiale. Au dire de plusieurs médecins de son pays, il était venu à Paris avec un seul calcul; il était retourné à Londres avec plusieurs (1). Nous avons vu dans divers hôpitaux de la capitale des malades rendre des fragments de calcul lorsque, après l'exploration de plusieurs chirurgiens, ont les avait déclarés guéris. Enfin, dernièrement, dans un grand hôpital, un homme de soixante-huit ans qui avait été lithotritié mourut presque subitement d'une affection cérébrale. On l'avait cru débarrassé de sa pierre; cependant on trouva dans sa vessie plusieurs fragments que l'on n'avait pu saisir et qui n'avaient pas pu s'échapper par l'urèthre.

A toutes les objections que nous venons de faire à la méthode de M. Civiale, et à toutes celles que nous pourrions faire encore, on ré-

---

(1) M. *Henn,* 46 , *Great Coram street.*

pondra sans doute en citant des faits et en nous montrant des succès.

Cela est vrai, nous ne prétendons pas le nier; mais il est de fait aussi qu'il y a eu des vessies crevées, des cloisons recto-vésicales déchirées, des hémorrhagies produites, des canaux de l'urèthre éraillés, des fragments de pierre oubliés, des inflammations provoquées, etc. : d'où nous sommes porté à conclure que, si la lithotritie par la méthode de M. Civiale présente des succès, elle offre aussi des inconvénients en même temps qu'elle expose à des récidives.

Depuis 1826, que M. Civiale a publié son livre, ce chirurgien n'a rien changé à ses instruments ni à sa méthode, ils sont l'un et l'autre tels que nous venons de les décrire; seulement M. Civiale se montre un peu plus réservé sur ce qu'il appelle son traitement préparatoire, c'est-à-dire sur la dilatation du canal de l'urèthre avec des sondes d'un gros calibre. Nous l'avons vu opérer plusieurs fois sans avoir recours à cette précaution préalable.

———

MÉTHODE DE M. AMUSSAT.

Le procédé de M. Amussat a été connu fort tard, quoique ce chirurgien se soit occupé le premier de la structure et de la direction du canal de l'urèthre. Nous l'avons déjà dit, M. Amussat, en publiant ses recherches sur le canal de l'urèthre, en reproduisant ce qui avait été dit en partie par Charles Bell (1), en popularisant en quelque sorte l'usage de la sonde droite, M. Amussat a rendu un grand service à la lithotritie ; mais cette découverte n'est pas toute dans la sonde droite, comme on s'est plu à le faire dire à ce chirurgien : il fallait quelque chose de plus. Depuis long-temps on connaissait cet instrument, depuis long-temps aussi on connaissait les moyens

____

(1) *A Treatise of the disease of urethra.* (Ouvrage cité.)

de saisir et de briser les petits calculs, même
dans la vessie; et cependant la lithotritie n'existait pas encore : il fallait la réunion, la combinaison de ces deux idées, et on a mis deux siècles à l'opérer. Combien d'idées isolées dans les
sciences ont été ainsi le germe et la base des
plus grandes découvertes, sans qu'on puisse dire
qui les a eues le premier.

Nous prenons la méthode de M. Amussat
dans le *Journal des progrès* (1), ce chirurgien
n'ayant jamais rien publié d'officiel à cet égard,
et dans la *Lancette*, pour quelques modifications
qu'il vient tout récemment d'y apporter (2).

INSTRUMENTS DE M. AMUSSAT.

Ils se composent

1° D'une pince à trois branches, semblable
à celle de M. Civiale et destinée aux mêmes
usages (3);

2° D'un perforateur ou foret simple qui en-

----

(1) *Journal des progrès des sciences et institutions médicales.*

(2) *Lancette française*, n° 40, t. 2.

(3) Pl. 3, fig. 1.

tre par l'extrémité externe de la pince et servant à faire un simple trou au calcul ; il est mis
en jeu par un archet ; l'appareil, dans son ensemble, est monté sur un tour ou chevalet à
main(1) ;

3º D'une fraise double qui s'ouvre à l'aide
d'un mécanisme particulier ; elle s'introduit dans
la pince comme le foret par l'extrémité externe
de celle-ci ; on en place le bout dans le trou
déjà fait au calcul ; on la met en mouvement
avec une manivelle. Cet instrument fait un trou
comme la fraise de M. Civiale, mais beaucoup
plus grand ; il peut être évidé quand le calcul
est rond(2) ;

4º Enfin, d'un autre instrument appelé brise-
pierre, qui est destiné à briser la pierre évidée
ou à saisir ses morceaux les uns après les autres
dans la vessie, quand on peut les rencontrer (3).

PROCÉDÉ OPÉRATOIRE.

« On s'assure d'abord, dit M. Amussat, de

---

(1) Pl. ij, fig. 3.
(2) Pl. iij, fig. 3.
(3) Pl. iv, fig. 3.

la grosseur du calcul, ou plutôt de l'épaisseur de la portion de ce calcul qui a été saisie, en introduisant par le tube une tige d'acier qui présente une échelle graduée et que rend facile à manier une espèce de manche. L'espace qui existe entre l'embouchure de la sonde et l'éxtrémité des branches de la pince étant ainsi mesuré, on dispose le foret ou mandrin de manière à ce qu'il puisse parcourir cet espace, sans aller au-delà, pendant la perforation du calcul : il suffit pour cela de planter une petite cheville, à la distance indiquée par le premier instrument, sur la tige du foret ; on introduit ensuite celui-ci dans la pince; *un aide maintient l'appareil* pendant qu'on adapte l'extrémité du foret sur un tour à main, et la corde d'un archet sur la poulie. Cela fait, on saisit la poignée du tour de la main gauche; *on applique l'extrémité du pivot sur la poitrine, et l'on met l'appareil en mouvement.* A mesure qu'on fait tourner ce foret, on le pousse vers la pierre, en appuyant sur le pivot, et quand la cheville indiquée est arrivée sur l'extrémité de la pince, on l'arrête; on démonte le tour, et l'on retire le mandrin. *On a fait de cette manière dans le calcul un trou qui le traverse de part en part* (si toutefois ce corps a été embrassé tout entier par la pince) : il s'agit alors d'augmenter le diamètre de cette ouverture , d'évider le calcul pour en faire une bague à parois peu épaisses. On remplace donc le premier foret par un autre, dont les deux branches, offrant des crêtes tranchantes à leur surface, peuvent s'écarter à volonté quand, par un mécanisme très simple, on ramène à la perpendiculaire le petit levier qui se trouve entre elles. Cet instrument est introduit, fermé, par le trou pratiqué dans la pierre ; on adapte à son extrémité libre une manivelle au moyen de laquelle on lui imprime quelques mouvements sur son axe ; dès qu'on sent qu'il ne mord plus sur le calcul, on fait faire un petit tour à gauche à la pince destinée à laisser écarter les branches. De nouveaux tours de manivelle étant faits, on les suspend pour agmenter encore l'écartement des branches du perforateur , *et l'on continue ainsi jusqu'à ce que la pierre soit entièrement usée, ce qui est possible si elle est petite*, ou, dans le cas contraire, jusqu'à ce que les branches mobiles du perforateur aient atteint tout l'écartement dont elles sont susceptibles. Alors on retire l'instrument ; on pousse un peu la pince dans la vessie , pour en dégager ce qui reste du calcul, puis on la referme et on l'attire au dehors.

« La pierre, ayant été de cette manière atta-quée du centre à la circonférence, est devenue plus fragile. Pour achever de la détruire, *on la saisit avec le brise-pierre, dont les mors, ar-més de dents,* s'écartent d'eux-mêmes quand on pousse la tige dans la canule, et qui tendent à se rapprocher dès qu'on fait glisser sur eux cette même canule extérieure. Quand le calcul est pris par les mors de la pince, on fait avancer le tourniquet vers la canule, qu'il chasse devant lui à mesure qu'il fait des progrès sur la tige à pas de vis. Par ce moyen la pince en se fermant écrase le corps étranger, dont l'urine ou le li-quide injecté entraîne ensuite les débris. Lors-que parmi les fragments il s'en trouve d'assez volumineux pour ne pas pouvoir traverser l'u-rèthre, on doit les écraser les uns après les au-tres de la même manière. »

Nous sommes toujours étonné de l'assurance et de l'espèce de sang-froid qu'un opérateur met à décrire son procédé ; il semble qu'il n'y ait pas un doute à élever, pas une seule objection à faire, pas une crainte à avoir, ni un revers à

soupçonner; enfin, qu'il suffise de le vouloir pour
l'exécuter. C'est une erreur bien grande, qui a
fait commettre beaucoup de fautes aux opérateurs dans tous les genres. Mais pourquoi ne
pas chercher à faire passer dans l'esprit de ceux
qui vous lisent ou qui vous écoutent l'hésitation
pénible, l'incertitude continuelle qui vous agite, les difficultés sans nombre qui vous entourent, au moment d'exécuter une opération nouvelle, même la mieux conçue ? En fait de lithotritie surtout, qu'on y prenne garde : que
l'on choisse l'un des procédés déjà décrits ou que
nous décrirons, que l'on essaie de l'exécuter, et
l'on verra si l'on peut tout prévoir, tout dé-
tailler, tout décrire.

« *On s'assure d'abord,* dit M. Amussat, *de
la grosseur du calcul.* » A quoi bon ? on voit
déjà que M. Amussat supprime d'un seul coup
toutes les difficultés qu'on éprouve à le saisir. En
retranchant de son procédé la moitié de sa description, il en retranche par conséquent la moitié des difficultés et des inconvénients. Quoi
qu'il en soit, prenons-la telle qu'il la donne,
et voyons en quoi il diffère des autres. D'abord,
cette vaine curiosité fait perdre un temps que
l'on pourrait mieux employer, d'autant lus

que cette connaissance est difficile à obtenir, et que les recherches qu'il faudra faire ne sont ni sans douleurs, ni sans danger pour le malade; de plus, cette appréciation ne saurait être exacte, parce que d'une part la pierre est souvent d'une forme irrégulière, et de l'autre elle se présente rarement entre les branches de l'instrument dans son plus grand diamètre; enfin parce qu'elle peut se trouver engagée seulement entre deux branches de cette pince, ou bien encore ne s'y présenter que par une de ses extrémités. Dans tous les cas, on voit que l'estimation du volume du calcul est très éventuelle, par conséquent complétement inutile.

« *Un aide maintient l'appareil pendant qu'on adapte l'extrémité du foret sur un tour à main.* » Ce temps suppose que le calcul est bien saisi, et qu'il est convenablement embrassé par les branches de la pince, ce qui n'a pas toujours lieu. Ici M. Amussat épargne même au lecteur les doutes et les incertitudes qu'il a dû lui-même rencontrer; on doit lui en savoir gré. Mais, comment se contenter d'un tour à main, supporté par celle d'un élève, pour soutenir tout l'appareil lithotriteur, dans le moment où il doit résister aux mouvements imprimés par l'archet pendant l'opération? ne doit-on pas craindre au contraire que les oscillations et le trémoussement ne se communiquent aux parties voisines, ne se repètent sur la vessie et ne fassent entrer ce viscère en contraction? Véritablement, il faut que la science soit encore bien dans l'enfance sur ce point, ou qu'on la comprenne bien mal, pour que des hommes instruits d'ailleurs proposent de pareils moyens.

« *Cela fait, on saisit la poignée du tour avec la main gauche, on applique l'extrémité du pivot sur la poitrine, et l'on met l'appareil en mouvement.* » Oui, en mouvement, le mot est bien dit : car à chaque coup d'archet tout l'appareil est ébranlé et chaque secousse qu'il éprouve va retentir dans le ventre. Que l'on suive par la pensée, si on le peut, ce qui doit se passer à l'autre extrémité de l'instrument pendant ce temps de l'opération, et l'on verra si la vessie ne risque pas d'être blessée à chaque coup d'archet. D'un autre côté, est-ce bien sérieusement que M. Amussat propose d'appuyer l'extrémité du foret contre la poitrine pour le faire entrer dans le calcul (1)? Ne sait-on pas que la

______

(1) Page 221 de l'ouvrage cité : « A mesure que l'on

pression même la plus légère suffit quelquefois pour chasser le calcul, et le faire retomber dans la vessie; à plus forte raison, s'il est mal affermi, en le supposant même solidement fixé, ce corps ne pourra-t-il pas se rompre ou trop promptement se perforer? Qu'arrivera-t-il alors? La vessie qui est placée derrière, ne pourra-t-elle pas être lésée, ou même percée comme cela est arrivé? L'opérateur, dans cette circonstance, ne doit-il pas chercher à modérer tous ses mouvements, à graduer la pression qu'il exerce sur la densité du calcul? Comment y parviendra-t-il, si pour cela il appuie sa poitrine sur le foret? D'après ces considérations, nous sommes porté à penser que le procédé de M. Amussat n'a jamais été mis en usage, pas même sur le cadavre. Ce chirurgien est trop instruit pour ne pas s'apercevoir des inconvénients qu'il présente, et des dangers qu'il entraîne.

« On fait de cette manière un trou dans le calcul, qui le traverse de part en part, si toutefois ce corps a été en entier embrassé par la pince. » Cela n'est pas possible, et M. Amus-

---

fait tourner le foret, on le pousse vers la pierre en appuyant (avec la poitrine) sur le pivot. »

sat nous saura gré de ne pas le croire. En effet, ici il y a deux choses à se demander et qu'il est très important de savoir : 1º les branches de la pince touchent-elles quelquefois la vessie pendant la perforation de la pierre, surtout quand la poche urinaire est petite et contractée, ou bien encore quand l'instrument lui-même n'est pas bien fixé? 2º le calcul embrassé par les branches de la pince l'est-il toujours assez exactement pour ne pas laisser dépasser un segment de sa surface orbiculaire au-delà de l'extrémité des branches qui l'arrêtent?

Si M. Amussat répond affirmativement à la première question, et négativement à la seconde, il sera manifestement démontré que la vessie peut être percée, du moins profondément éraillée, dans cette manœuvre, parce qu'il faut nécessairement que le foret dépasse les mors de la pince pour que le calcul soit traversé de part en part. Dans le cas où M. Amussat nierait ces deux conséquences, il avouerait du moins que, dans cette circonstance, le calcul est souvent si mal fixé, qu'il peut retomber à chaque instant dans la vessie, où il faut aller le reprendre. Nous le répétons, le procédé de M. Amussat,

tel qu'il le décrit, n'a jamais été mis en usage,
et cet anatomiste distingué y avait peu réfléchi
quand il l'a proposé.

*« Il s'agit alors d'augmenter le diamètre de
cette ouverture, d'évider le calcul pour en faire
une coque à parois peu épaisses. On remplace
donc le premier foret par un autre dont les branches offrent des crêtes tranchantes à leur surface, et peuvent s'écarter à volonté, etc. »* Tant de
confiance dans d'aussi mauvais moyens prouve
bien l'innocence et la pureté d'intention de M.
Amussat. Comment en effet ne pas s'apercevoir
que le calcul peut se diviser au moindre effort
que l'on fait dans son intérieur, et que l'o-
pérateur n'aura que des morceaux qu'il n'a
pas l'intention d'obtenir alors? De plus, la
fraise à évidement de M. Amussat à des dents
fort basses; il faut la dilater souvent, afin qu'elles exercent une certaine force de pression pour
agir, et même que le calcul que l'on veut détruire soit volumineux; autrement ce foret évi-
deur arrivera bientôt à ses limites, ou bien son
action sera arrêtée par la présence des pinces
qui l'embrassent, ou bien encore il peut arriver
que le canal central de la pince ne permette
pas à cet instrument de se dilater assez pour que

le calcul soit complétement évidé. Dans tous les cas, cette coque, si belle et si mince, obtenue avec tant de soins, devra enfin se briser, et les morceaux qui en résulteront seront nécessairement minces, plats , incurvés , et d'autant plus difficiles à reprendre , qu'ils se colleront contre les parois de la vessie , comme nous aurons occasion de le démontrer en parlant du brise-pierre et du brise-coque.

« *De nouveaux tours de manivelle étant faits, on les suspend pour augmenter encore l'écartement des branches du perforateur, et l'on continue ainsi jusqu'à ce que la pierre soit entièrement usée, ce qui est possible*, dit M. Amussat, *si elle est petite.*» Ce récit ne ressemble pas mal à ce loup de la fable, qui s'était mangé lui-même jusqu'à la queue. Sérieusement, ce procédé n'est pas admissible ; cette dernière assertion suffirait pour en offrir la preuve ; elle est sans doute échappée à M. Amusssat ; ce qu'il dit n'est pas possible, parce que les calculs que l'on rencontre dans la vessie ne sont jamais parfaitement ronds ; parce qu'ils ne sont jamais bien saisis ; parce qu'ensuite ils ne présentent jamais leur plus long diamètre à l'action du perforateur ; parce que enfin ces calculs, quels que soient leur forme, leur volume, et leur position, se cassent souvent avant que le perforateur ne soit parvenu à leur limite, ou à leurs couches les plus extérieures.

« *La pierre, ayant été de cette manière attaquée du centre à la circonférence, est devenue plus fragile; pour achever de la détruire, on la saisit avec le brise-pierre.* » Nous parlerons de cet instrument, et des vices qui y sont inhérents, dans un article spécial. « *On écrase le corps étranger......; et lorsque parmi les fragments il s'en trouve d'assez volumineux pour ne pas pouvoir traverser l'urèthre, on doit les écraser les uns après les autres de la même manière.* » Il paraît que M. Amussat ne les écrase pas tous, ou du moins d'une manière très menue : car il a présenté, il y a quelque temps, à l'Académie de chirurgie un instrument imité d'un dilatateur que l'on trouve dans le catalogue des instruments de J. Weis, coutelier à Londres, et qu'il avait fait faire tout exprès pour un individu qu'il avait lithotritié, et chez lequel un fragment très gros s'était arrêté dans le col de la vessie. M. Amussat a bien dit qu'il avait éprouvé les plus grandes difficultés pour retirer ce corps, mais il n'a pas dit dans quel état il avait

laissé le canal de l'urèthre après son extraction.
Dans une opération que M. Amussat vient de
faire, une énorme infiltration urineuse, de la
verge et des bourses, a eu lieu le troisième ou le
quatrième jour, et le malade est mort.

En résumé, la méthode de M. Amussat nous
paraît défectueuse sous tant de rapports que nous
aurions pu nous dispenser de l'analyser; mais ce
chirurgien vient d'y apporter des changements
nombreux. Nous avons cru devoir d'abord examiner ce qu'elle était autrefois, pour arriver à démontrer ce qu'elle est aujourd'hui. Voici ce que
l'on trouve à ce sujet dans *la Lancette.* » M.
*Amussat, dans ses modifications, a eu en vue de
débarrasser la pince de la complication de la
poupée ou chevalet des premiers instruments, du
ressort à boudin et de tout appareil compliqué
destiné à chasser le foret.* » Assurément le chevalet à poupée mobile, et munie d'un ressort à
boudin, est un fort mauvais moyen de soutenir
l'instrument, et de faire marcher la fraise; mais
nous ne pensons pas que celui que propose M.
Amussat, pour le remplacer, lui soit préférable,
ni qu'il évite avec certitude les inconvénients
que lui-même signale. Voici au reste la description du nouvel instrument de M. Amussat : *Vers*

la jonction du manche à la tige se trouvent deux crochets d'un pouce de longueur, peu recourbés en avant et fixés en sens opposés ; ils sont destinés à fournir un point d'appui aux doigts index et médius de la main gauche de l'opérateur...... ; plus en arrière est la poulie pour l'archet fixée sur le foret, et derrière la poulie est un poucier. Nous sommes bien aise que M. Amussat ait abandonné l'idée de faire marcher le foret en l'appuyant contre sa poitrine; mais nous ne pensons pas qu'en y substituant le pouce il obtienne de meilleurs effets. La pression sur la pierre s'exerçant toujours dans le sens opposé à celle de la puissance qui la retient, le calcul aura toujours la plus grande tendance à s'échapper ; d'autant plus que les efforts exercés par le pouce et le doigt indicateur de l'opérateur tirent la pince en avant, tandis que le poucier pousse la fraise en arrière. De cette manière le calcul ne peut manquer d'échapper, il est même impossible, quelle que soit la force avec laquelle il est serré par les pinces, qu'il résiste ; à plus forte raison s'il est mou, car alors on le sentira fuir et s'écraser sous le doigt, sans que rien puisse en empêcher. Cette pression au contraire doit

être libre et indépendante de tout point d'appui;
autrement elle est imparfaite, et même elle pourrait être dangereuse. M. Amussat sentira la jus-
tesse de nos réflexions, et il s'empressera sans doute
de les adopter. « *Un ou deux étaux mobiles en bois
et placés à volonté servent à le fixer (l'instrument); un aide suffit pour cela.* » Cela ne saurait
être ; il est impossible qu'un *étau mobile* soutenu
seulement par un aide soit un point d'appui assez solide pour qu'on puisse s'y fier ; cet assemblage ne saurait être que chancelant et facile à
ébranler par l'action de l'archet. Il est vrai que,
dans cet état de mobilité, il n'a pas l'inconvénient des points fixes en général, celui d'exposer le malade à se blesser lui-même ; mais aussi
les mêmes mouvements de l'appareil en avant,
en arrière et sur les côtés, ne sont bornés que par
les branches descendantes des os pubis, ou par
la docilité du malade , sur laquelle il ne faut pas
toujours compter. Au moindre mouvement, il
peut faire courir les mêmes dangers que celui de
M. Leroy, à l'occasion duquel le rédacteur de *la
Lancette* rapporte le procédé de M. Amussat (1).

---

(1) Voyez ce Journal, n° 40, t. 11.

« *L'instrument ainsi fixé, l'opérateur suit à volonté les mouvements du malade, qui n'est exposé à aucun danger par suite de son indocilité.* »
C'est une erreur, nous venons de le démontrer, et
s'il fallait le démontrer encore, nous dirions que
les malades ne préviennent jamais l'opérateur des
mouvements qu'ils vont faire; ceux-ci sont brusques et spontanés, comme la douleur qui les pro-
voque : par conséquent le chirurgien ne peut
les suivre. On voit combien les gens étrangers
à la lithotritie s'abusent sur de petits moyens
qui leur semblent très ingénieux, et qui le sont
peut être, mais qui n'en laissent pas moins subsister les inconvénients qu'ils sont destinés à
prévenir.

« *Nous avons promis de revenir sur d'autres
avantages des crochets. Sur l'un d'eux est un
sillon simple, sur l'autre un double sillon en
forme de* V; *le crochet à sillon simple répond
à la branche impaire de la pince, le crochet
à sillon double aux deux branches paires.
Voici l'utilité de ce rapport : dans le procédé ordinaire avec la pince à trois branches et la
fraise simple, pour peu que la pierre soit dure
et volumineuse, on ne peut la briser qu'après
qu'elle a été percée de plusieurs trous ; pour*

cela on est obligé de l'abandonner et de la charger de nouveau, ce qui détermine des douleurs, ce qui allonge l'opération et nécessite parfois de nombreuses séances. » Nous prenons acte des aveux et des déclarations de M. Amussat. Nous ne saurions en moins de mots mieux faire sentir les inconvénients attachés à son procédé.

« *Avec le crochet de M. Amussat, la pierre une fois perforée, on retire la fraise ; on place inférieurement la branche impaire de la pince, dont le crochet à sillon simple indique la position ; on lâche légèrement les mors, et, par de petites secousses imprimées avec les doigts ou autrement, on fait tourner la pierre sur elle-même, on lui fait présenter une autre face, et, sans l'avoir quittée, sans être exposé aux longueurs et aux inconvénients de la reprendre, on la perfore sur plusieurs points.* » C'est ainsi qu'en agissent tous les chirurgiens lithotritistes ; tous les instruments lithotriteurs ont ainsi des repairs, soit un sillon simple, soit un sillon double, ou un autre moyen d'indiquer de quel côté se trouve la branche impaire, ou ses deux congénères. Ainsi donc, sous ce rapport encore, M. Amussat n'a apporté aucune modification utile aux instruments de lithotritie.

D'après ce qui précède il est facile de voir que la méthode actuelle de M. Amussat est à peu près ce qu'elle était avant qu'il n'y remît la main. On reconnaît qu'elle est absolument la même que celles de ses compétiteurs; si elle en diffère, c'est seulement par la manière de diriger la marche du perforateur.

La Lancette dit encore que « *dans l'instrument de M. Amussat le foret est creusé dans toute sa longueur. L'injection se fait par l'extrémité postérieure et directement ; l'eau vient s'échapper par les trous pratiqués entre les dents de la fraise, qu'elle nettoie de la poussière calculeuse qui quelquefois s'y attache et en embarrasse l'action. Une vessie de caoutchou remplace la seringue ; le mécanisme en est facile.* » Sur cette prétendue amélioration nous dirons que l'avantage, qu'on lui prête est illusoire, attendu qu'il y a long-temps que l'on a trouvé le moyen de faire pénétrer de l'eau dans la vessie, quand l'instrument lithotriteur y est introduit; enfin nous dirons que la boue qui résulte du détritus de la pierre bouche presque toujours les trous pratiqués à l'extrémité de cette fraise, ainsi que les mucosités épaisses qui peuvent se trouver alors dans la vessie. Quant à la bouteille de caoutchou, elle est employée depuis vingt ans par les Anglais pour les injections de la vessie ; c'est d'ailleurs un fort mauvais moyen, parce qu'elle a ordinairement peu de capacité, parce qu'elle se dérange facilement, que l'eau fuit souvent sur le côté, qu'avec elle on introduit de l'air dans la vessie, et qu'enfin cet instrument n'est pas d'une manœuvre facile; la seringue lui est certainement préférable.

On attribue encore à M. Amussat, dans *la Lancette*, le moyen de faire éclater la pierre. Nous ne savons pas jusqu'à quel point cette manière d'opérer est utile ; mais nous dirons que parmi les instruments inventés par M. Leroy on en trouve qui sont destinés à cet usage. Ce médecin éclairé les a abandonnés : il faut croire dès lors qu'il leur a reconnu des inconvénients.

On attribue enfin à M. Amussat l'invention d'une clé pour écraser les pierres friables. Quelque ingénieux que soit cet instrument, nous pouvons assurer qu'il n'y a pas de meilleur brise-coque, ni de meilleur moyen d'écraser la pierre, quelle qu'elle soit, que la pince à trois branches. Nous reviendrons sur cet objet, quand nous parlerons des instruments imaginés à cet effet.

MÉTHODE DE M. LEROY.

Parmi les médecins qui ont travaillé à la lithotritie, M. Leroy est celui qui a le plus contribué à son invention. C'est lui d'abord qui a imaginé la pince à trois branches, généralement adoptée aujourd'hui ; c'est lui aussi qui a substitué l'archet à la manivelle, pour faire mouvoir l'instrument destructeur ; on lui doit encore plusieurs fraises et plusieurs instruments, que quelques médecins ont revisés ou modifiés depuis, et qu'ils ont ensuite présentés à divers corps savants comme étant de leur invention.

L'ouvrage de M. Leroy, où nous prenons sa méthode, est rempli de détails intéressants sur les divers instruments imaginés dans l'antiquité pour détruire les pierres dans la vessie ou retenues dans le canal de l'urèthre. Ce travail renferme aussi ceux de son invention ; et, quoique pour la plupart très imparfaits , ils signalent cependant dans leur auteur des connaissances en mécanique. L'ouvrage de M. Leroy, par l'esprit qui y règne, lui fera toujours honneur.

INSTRUMENTS.

Voici les instruments de M. Leroy, tels qu'ils étaient autrefois et tels qu'on les trouve décrits dans son livre ; nous tiendrons compte, à la fin de cet article, des modifications qu'il leur a fait subir depuis.

Ils se composent :

1° D'une pince à trois branches, tout-à-fait semblable à celle de M. Civiale , et, comme elle aussi, montée sur un chevalet (1) ;

2° D'un foret ou perforateur simple, destiné à faire seulement un trou à la pierre (2) ;

3° D'une fraise double à tête, destinée à agrandir le trou primitivement fait à la pierre avec une fraise simple ; ce qui prouve que M. Leroy

---

(1) Pl. iv, fig. 1.
(2) Pl. iv, fig. 2.

cherchait également à évider le calcul du centre à la circonférence pour en faire une coque, comme le veulent aujourd'hui MM. Amussat et Heurteloup (1);

4° Une fraise simple, destinée au même but (2);

5° Une fraise double, destinée aussi au même but (3).

PROCÉDÉ OPÉRATOIRE.

« Le malade sera couché, dit M. Leroy, sur un lit étroit, ferme et élevé; le siége sur le bord du matelas, les pieds appuyés sur deux chaises, et à peu près dans une situation semblable à celle d'une femme sur laquelle *on veut appliquer le forceps.* On rapproche les serres de la pince lithoprione (4) en faisant glisser sur elles la ca-

---

(1) Pl. iv, fig. 3.

(2) Pl. iv, fig. 4.

(3) Pl. iv, fig. 5.

(4) Dorénavant nous nous servirons simplement du mot pince pour désigner cet instrument, afin d'éviter cette confusion de noms *litholabe, lithoprione, lithodracique,* etc., attendu que ces termes sont embarrassants et jusqu'ici peu connus.

nule externe, de telle manière que, se joignant l'une à l'autre, elles forment une olive qui ne présente aucune aspérité. On graisse l'instrument et on l'introduit dans l'urèthre jusqu'à la vessie. La situation de la pierre étant reconnue, l'opérateur appuie sur elle l'extrémité de la pince ; il retire vers lui la canule externe, et les branches s'écartent ; il avance vers la vessie la totalité de l'instrument, *et la pierre, si elle n'est pas trop volumineuse, vient se placer entre les mors de la pince.* Tenant alors la canule interne avec la main droite, il fait glisser sur elle la canule externe avec précaution, pour ne pas pincer les parois de la vessie, ou pour ne pas causer une vive douleur et la dilacération de la membrane muqueuse, si l'on venait à la saisir. *Cet accident est le plus imminent,* quoi qu'en dise M. Civiale, et c'est celui que l'on doit surtout chercher à éviter. On doit encore, lorsque l'on retire vers soi la canule externe pour permettre aux branches de la pince de s'écarter, prendre garde que l'extrémité de cette canule ne dépasse le col de la vessie et ne se trouve dans le canal de l'urèthre : car lorsque l'on voudra ensuite la pousser vers la vessie, le col de cet organe se trouvera nécessairement pincé douloureusement entre les deux canules, et l'on éprouverait une grande peine à dégager l'instrument. Si la pierre, par les manœuvres que je viens de décrire, se trouve engagée entre les mors de la pince, la résistance que l'on éprouve lorsque l'on veut faire glisser la canule externe sur l'interne l'indique suffisamment. L'opérateur fait avancer le coulant jusqu'à la rondelle, et il le fixe en cet endroit en tournant la vis pour maintenir le calcul. Puis il prend le chevalet ; il en sépare les branches et le perforateur ; il introduit l'extrémité de la canule externe dans l'ouverture de l'étau, et il les fixe l'un avec l'autre en tournant une vis. Il insinue dans le canal le perforateur et replace la branche sur le corps de l'étau........ *et il renfonce le perforateur, jusqu'à ce que les dents de la couronne soient en contact avec le calcul. Alors, plaçant la corde de l'archet sur la poulie, il recommande à l'aide de fixer solidement l'instrument ;* il saisit de la main gauche la branche de l'étau, et de la droite il met l'archet en mouvement, *enfonçant doucement la tige qui supporte la scie,* à mesure que la perforation du calcul avance. *Si l'ébranlement que l'archet communique toujours à la totalité de l'instrument était douloureux, un aide, en plaçant la main sur le périnée, ap-*

puierait la pince contre la partie inférieure du pubis et bornerait les arcs de cercle que décrit l'extrémité de cet instrument, obéissant à l'impulsion de l'archet; il se pourrait même que la sensibilité de la vessie fût telle qu'il fallût renoncer à l'archet pour avoir recours à la manivelle, qui produit des secousses moins fortes.

« Lorsque l'action du perforateur a été portée aussi loin qu'elle peut l'être, c'est-à-dire lorsque la poulie est en contact avec la canule interne, on le retire et on lui substitue une fraise double, dont on maintient les deux parties rapprochées au moyen de la canule. Lorsque cette fraise est arrivée dans le trou fait à la pierre, l'opérateur retire vers lui la canule, et les deux branches s'écartent; il fixe la canule avec la tige en la traversant avec une cheville; il assujettit le tout sur l'étau, et il imprime le mouvement de rotation comme il avait fait d'abord. Lorsque cette fraise double a augmenté, autant que l'écartement de ses deux portions le permettait, l'ouverture faite à la pierre, on la remplace par une fraise simple supportée par une tige courbe et élastique que l'on introduit au moyen d'une canule que l'on redresse et que l'on fait mouvoir comme la précédente. On peut mettre successivement en usage plusieurs fraises dont la courbure sera de plus en plus prononcée. Une rondelle de cuir semblable à celle du perforateur s'oppose à la sortie de l'urine et de l'injection. *Si la pierre est dure et volumineuse, il est probable que l'on ne pourra la réduire en poudre grossière dans une seule séance. Cependant, on continuera jusqu'à ce que le malade soit fatigué.*

« *Les arcs de cercle rapides et assez étendus que décrivent les fraises courbes communiquent à la totalité de l'instrument un ébranlement très incommode, et d'autant plus fort que la courbure est plus grande : on pourrait, pour obvier à cet inconvénient, achever le broiement de la pierre avec les limes simples et doubles, qui agissent par un mouvement alternatif.*

« La rondelle de cuir ne pourrait ici s'opposer à l'écoulement de l'urine et du liquide injecté : il faudrait, pour qu'elle pût remplir cet office, qu'elle fût adhérente à l'ouverture de la canule interne; ou bien encore il faudrait, pour empêcher l'issue du liquide, adapter à l'extrémité de cette canule et à la tige des limes un morceau de peau de baudruche, disposé comme le cuir dont les droguistes couvrent leur mortier, lorsqu'ils craignent que le pilon ne fasse voler les substances qu'ils pulvérisent.

« Pendant ces manœuvres, l'opérateur examinera si le calcul est toujours solidement maintenu, en essayant de faire rentrer la canule interne dans l'externe. Si ce corps ne s'est que légèrement dérangé, il se contentera de le fixer mieux en poussant en avant le coulant ; *mais, s'il est sur le point d'abandonner les mors de la pince*, alors il devra chercher à l'y ramener, au moyen d'un instrument qui présente de l'analogie avec le compas que Ducamp destinait à mesurer l'étendue d'un rétrécissement de l'uréthre. Il introduit l'opérateur fermé dans la canule interne jusque au-delà de la pierre : si elle a été perforée entièrement, en déterminant l'écartement des deux branches, en appuyant sur l'anneau et poussant la petite tige, il se trouve maître du calcul ; relâchant alors la pince, il le ramène entre ses mors et *l'assujettit d'une manière plus solide*. Mais, si le calcul est assez volumineux pour dépasser l'extrémité des branches de la pince, comme il n'aura pu être entièrement perforé, ce petit instrument ne pourra que difficilement le retenir assez solidement pour le remplacer entre les branches ; il faudrait alors relâcher la pierre en ramenant le coulant

en avant, puis avancer la totalité *du lithoprione
vers la vessie*, pour forcer le calcul à se placer
dans l'écartement des serres de la pince. Il est
probable que, dans ces mouvements, la surface
que présentera la pierre ne sera plus la même
que celle sur laquelle on avait agi d'abord. On
devra donc employer de nouveau la scie circulaire, les fraises et les limes, comme il a déjà
été dit.

« Pendant tout le cours de l'opération, il faudra maintenir dans la vessie une certaine quantité de liquide, afin que les parois de cet organe
éloignées des instruments n'aient point à souffrir des mouvements qu'on leur imprime.

« Lorsque le calcul sera brisé, ou (si l'on est
obligé d'y revenir à plusieurs reprises) après chaque séance, on favorisera par une injection la
sortie du détritus et des petits graviers; mais lorsque, par l'emploi des fraises et des limes, le calcul, réduit à une simple écorce, se brise, ainsi
que je l'ai fait voir, en fragments moins gros que
lorsque l'on pratique des perforations successives,
cependant *il arrivera très fréquemment que
plusieurs d'entre eux seront trop volumineux
pour sortir par l'urèthre*, lors même que le canal aurait été médiocrement dilaté : il faudra

donc les aller saisir dans la vessie, et les extraire ; *mais je crois pouvoir établir en règle générale que les fragments ne devront jamais traverser à nu le canal de l'urèthre.* Pour en faire l'extraction, je me sers d'une pince à trois branches, disposée comme la pince du lithoprione, avec cette différence que les mors ne sont point aussi fortement recourbés, et qu'elle peut être retirée de la vessie au travers la canule externe, entraînant avec elle les fragments, dont les aspérités *ne sauraient ainsi porter atteinte aux parois du canal.* Si le fragment est trop volumineux pour traverser la canule avec la pince, on introduira jusqu'à lui le perforateur, et quelques tours avec la manivelle suffiront pour le réduire en petits graviers, et rendre son extraction facile.

« Pour écraser et extraire les fragments de calcul, j'avais encore imaginé un autre instrument. Ce n'est autre chose qu'une pince *dont les mors très forts sont articulés avec une tige de fer reçue dans une canule ; un ressort détermine l'écartement de ses mors ; à l'extrémité de la tige est une vis de rappel, sur laquelle tourne un morceau de fer, qui, faisant l'office d'écrou, rapproche avec une grande force les mors de la pince, qui*

écrasent les fragments saisis : il n'en est aucun,
quelle que soit sa dureté, qui puisse résister. »

On voit avec quelle facilité, nous dirions presque avec quelle profusion, l'imagination de M. Leroy enfante des instruments et des procédés. Cette fécondité est une puissante ressource pour celui qui se livre à la chirurgie ; mais nous devons faire remarquer cependant que, dans beaucoup de circonstances, elle lui nuit, attendu qu'étant toujours à la recherche de moyens meilleurs, l'esprit ne s'arrête à aucun. C'est particulièrement dans l'opération qui nous occupe que l'imagination est nuisible, comme M. Leroy va nous en donner des preuves dans l'analyse que nous allons faire de sa méthode. Nous répéterons auparavant que ce médecin est le premier qui se soit occupé de la lithotritie, par conséquent que son procédé devait être très imparfait et laisser beaucoup à désirer. Nous verrons cependant qu'il s'est amélioré depuis que ce médecin distingué a vieilli dans la carrière, et qu'il a adopté ou modifié ce que d'autres lui ont apporté de bon. Malgré cela, nous aurons l'occasion de remarquer fréquemment combien de défauts subsistent encore aujourd'hui dans la méthode de M. Leroy, même telle que ce chirurgien la met en pratique.

C'est le livre de M. Leroy qu'il faut lire pour se pénétrer des inconvénients et des dangers qu'il y a de se servir de la pince à trois branches. Ce médecin semble avoir pris à tâche lui-même de les rassembler et de les faire ressortir. A l'énumération qu'il en fait, on serait porté à croire qu'il a pris toutes les précautions nécessaires pour les éviter; on se tromperait : ils sont restés aussi nombreux et aussi graves qu'il étaient auparavant. Nous allons les faire connaître, en analysant les passages qui suivent :

« Le malade sera couché sur un lit étroit, ferme et élevé ; le siége sur le bord du matelas, les pieds appuyés sur deux chaises, et à peu près dans une position semblable à celle d'une femme sur laquelle l'on veut appliquer le forceps. » Ici, avec les inconvénients attachés à la méthode de M. Civiale, se reproduiraient les objections que nous avons faites à cette occasion, si M. Leroy n'avait adopté un point d'appui fixe dont il a senti la nécessité. Il a choisi celui de M. Heurteloup : nous en parlerons quand nous nous occuperons de la méthode de ce médecin.

« La situation de la pierre étant reconnue, l'opérateur appuie sur elle l'extrémité de la

*pince ; il retire vers lui la canule extérieure,
et les branches s'écartent. . . . .
Il avance la totalité de l'instrument, et la pierre, si elle n'est pas trop volumineuse, vient se
placer entre ses mors.* » Nous devons faire ici
remarquer que cela a rarement lieu avec la pince à trois branches, attendu que le calcul n'entre pas dans cet instrument par son ouverture
antérieure, mais bien par ses ouvertures latérales ; c'est même pour cette raison que les calculs sont si souvent mal pris ou saisis seulement
par deux de ses branches, ce qui lui donne toujours la plus grande tendance à s'échapper ou à
être chassé par la fraise ou le lithotriteur ; en
outre il faut savoir que la présence du calcul
n'est pas toujours facile à reconnaître avec l'instrument fermé, qu'on est obligé de l'ouvrir, et
que ce n'est, pour ainsi dire, qu'en tâtonnant
et par hasard que l'on parvient à le saisir.

« *L'opérateur, tenant alors la canule interne
avec la main droite, fait glisser sur elle la canule externe avec précaution, pour ne pas pincer les parois de la vessie, ou pour ne pas causer une vive douleur et la dilacération de la
membrane muqueuse, si on venait à la saisir.*»
Voilà sans doute une déclaration formelle de

ce qui peut arriver avec la pince à trois branches;
elle nous est faite par un médecin dont on ne
saurait suspecter l'intention ni la loyauté; M.
Leroy, dans une autre partie de son ouvrage,
nous dit lui-même avoir eu ce malheur; mais
comment concilier cette assertion, qui nous paraît positive, avec la dénégation complète que
fait M. Civiale à ce sujet : cependant ces deux
praticiens suivent la même méthode, et font
usage des mêmes instruments !

Voici comment M. Civiale s'explique sur cet
accident dans la première édition de son ouvrage, page 162 : « *Nous n'avons indiqué aucune
précaution pour éviter de pincer la vessie avec
le lithotriteur; cet accident n'est pas plus à redouter ici que dans l'opération de la taille* (1);
*il faudrait être très peu exercé pour commettre
une pareille faute.*» M. Civiale l'est beaucoup;
cependant il a, dit-on, commis cette faute qu'il
ne veut pas avouer.

Dans la seconde édition, à la page 171, il
dit : « *Quant au danger de pincer la vessie dont*

______

(1) Nous ferons remarquer que, dans cette opération,
cet accident arrive quelquefois avec les tenettes.

on a beaucoup parlé, il suffit de jeter un coup-
d'œil sur la planche qui représente un instru-
ment pour se convaincre que ce danger est ima-
ginaire. La vessie ne saurait être pincée lors-
qu'elle est pleine d'eau, et que l'on opère avec
les soins convenables. »

Nous demandons également, comme M. Civiale, que l'on jette un coup-d'œil sur la pince
à trois branches pour se convaincre que cet accident doit arriver.

Voici comment M. Leroy s'exprime à cet
égard, en parlant d'une femme qu'il a opérée à
Bourges : « *La membrane muqueuse*, dit-il, *fut*
pincée entre les branches de la pince, et j'eus
beaucoup de peine à la dégager. » Comment nier
maintenant la possibilité de cet accident, quand
un opérateur se servant des mêmes moyens que
M. Civiale se décide à faire un semblable aveu.
Nous rappellerons du reste qu'un chirurgien très
digne de foi nous a dit avoir tenu entre ses
mains, ainsi que plusieurs médecins, la vessie
d'un homme qui avait été opéré par M. Civiale ; et que cette poche était perforée !

« *Cet accident,* continue M. Leroy, *est le plus*
imminent, quoi qu'en dise M. Civiale, et c'est
celui qu'on doit surtout chercher à éviter. » C'est

aussi un de ceux contre lesquels nous nous sommes le plus élevé, et qui, joint à l'inconvénient de faire beaucoup de morceaux, nous a engagé à chercher une méthode meilleure.

« *On doit encore, lorsque l'on retire vers soi la canule externe, pour permettre aux branches de la pince de s'écarter, prendre garde que l'extrémité de cette canule ne dépasse le col de la vessie, et ne se trouve dans le canal de l'urèthre : car lorsque l'on voudra ensuite pousser cette canule vers la vessie, le col de cet organe se trouvera nécessairement pincé douloureusement entre les deux canules, et l'on éprouverait une grande peine à dégager l'instrument.* » M. Leroy a sans doute voulu dire *ne sorte de la vessie* : car le col de ce viscère ne saurait être pincé quand la canule extérieure le dépasse ; c'est seulement quand il se trouve en-deçà, dans le canal de l'urèthre, que cet accident peut avoir lieu. On voit d'ailleurs qu'à chaque instant ce praticien revient sur le danger qu'il y a de pincer la vessie. Cette persévérance suffirait pour prouver la possibilité de cet accident, si elle n'était autrement démontrée. En résumé, cet inconvénient, l'un des plus graves de la lithotritie avec la pince à trois branches, est inhérent à cet in-

strument ; on ne parviendra jamais à le faire
disparaître, ni à l'éviter complétement. On nous
répondra sans doute qu'avec de l'adresse et beaucoup d'habitude on peut l'éviter. Mais à cela
nous dirons qu'en principe, des instruments
qui ont besoin d'être maniés par des mains très
exercées et très habiles sont déjà mauvais ; qu'ils
sont blâmables, parce qu'on n'est pas tous les
jours adroit, comme on n'a pas tous les jours
de l'esprit, et qu'un malheur est bientôt arrivé.
C'est pour cela que nous nous sommes appliqué
à trouver une méthode simple, facile, et qui
puisse être sans danger mise en pratique, même
par les mains des personnes les moins exercées.
Quant à la bonne foi de M. Leroy, elle devrait
être imitée : on n'aurait pas alors à se tenir sur
ses gardes à chaque page, à chaque mot, quand
on lit certains ouvrages.

La dissidence d'opinion que nous venons de
divulguer doit jeter dans une grande perplexité,
quand on voit deux chirurgiens, d'ailleurs de
mérite, aux prises de la controverse : il faut
donc voir et faire par soi-même, sans croire à
la parole de qui que ce soit. D'une part, M.
Leroy avait très peu opéré quand lui est arrivé
le malheur qu'il signale ; de l'autre, M. Civiale

8

a tort de nier complétement un accident que tout le monde prévoit, ou sa possibilité, que chacun reconnaît.

« *L'opérateur enfonce le perforateur jusqu'à ce que les dents de la couronne soient en contact avec le calcul : alors, en plaçant la corde de l'archet sur la poulie, il recommande à l'aide de fixer solidement l'instrument.* » M. Leroy encourrait les mêmes reproches que ses compé- titeurs, s'il ne s'était empressé de joindre un point d'appui à sa méthode, qu'il a modifiée. Nous ne notons ce passage, ainsi que le suivant, que pour le féliciter de son empressement à saisir tout ce qui peut perfectionner une opération qu'il a si heureusement commencée. « *Si l'é- branlement que l'archet communique toujours à la totalité de l'instrument était douloureux, un aide, en plaçant la main sur le périnée, ap- puierait la pince contre la partie inférieure du pubis, et bornerait les arcs de cercle que de- crit l'extrémité de cet instrument, obéissant à l'impulsion de l'archet.* » Lorsqu'on adopte de mauvais procédés, il faut se résigner à en sup- porter les inconvénients ; M. Leroy n'a pas pu éviter tous ceux attachés à sa méthode. Puis il ajoute : « *Lorsque la vessie a trop de sensibi-*

*lité, il faut renoncer à l'archet, pour avoir re-
cours à la manivelle, qui produit des secousses
moins fortes.* » Ceci est une erreur, qui résulte
du peu d'expérience que M. Leroy avait alors.
Quand la vessie a trop de sensibilité, il faut renoncer à la lithotritie ; on ne doit point s'attacher à détruire la pierre par le broiement, on
n'y parviendrait pas : il faut tailler le malade.

« *Si la pierre est dure et volumineuse, il est
probable que l'on ne pourra pas la réduire en
poudre grossière dans une seule séance.* » On
trouve à tout moment l'occasion de reproduire
les objections que nous avons déjà faites à la
méthode de M. Civiale. En parlant des inconvénients qu'il y a à réduire le calcul en morceaux, nous dirons que ce n'est que pour de très
petits calculs, et dans des cas assez rares, que l'on
peut espérer de broyer la pierre dans une seule séance ; encore ne sera-t-on jamais sûr d'a-
voir fait les fragments assez petits pour qu'ils
passent tous par le canal, et sans qu'il en reste
aucun dans la vessie. Dans ces deux cas on
court le risque de favoriser la formation d'un
plus grand nombre de calculs, comme nous en
avons rapporté des exemples. Toutes ces incertitudes expliquent la répugnance que plusieurs

médecins éprouvent encore pour la lithotritie, attendu que par la méthode généralement connue le malade n'est jamais sûr d'être guéri ni entièrement débarrassé. A l'époque où nous nous livrions à nos essais, nous avons fait, devant un grand nombre de personnes, l'application de nos instruments sur plusieurs individus non calculeux et bien portants, sans qu'il en soit jamais résulté pour eux aucun inconvénient. Tous sont restés sur notre lit, les uns un quart d'heure, les autres une demi-heure ou même trente-cinq minutes, sans se plaindre et sans éprouver d'autres sensations qu'une forte envie d'uriner. Nous reparlerons de ces essais lorsque nous nous occuperons de notre méthode; mais aucun de ces hommes, qui nous prêtaient leur vessie à trois francs par séance, n'a éprouvé le moindre accident de nos expérimentations; ils reviennent encore de temps à autre nous offrir leurs services.

« *Les arcs de cercle rapides et assez étendus que décrivent les fraises courbes communiquent à la totalité de l'instrument un ébranlement très incommode, et d'autant plus fort que la courbure est plus grande. On pourrait, pour obvier à cet inconvénient, achever le broiement de la pierre avec les limes simples ou dou-*

bles, qui agissent par un mouvement alter-
natif. »

L'action des limes doubles est plus douce, elles communiquent moins d'ébranlement à tout l'appareil que les autres ; mais cependant celui-ci serait encore fort à redouter, et il suffirait pour faire rejeter tout-à-fait les instruments, si M. Leroy n'avait adopté un point fixe.

« *Pendant ces manœuvres, l'opérateur examinera si le calcul est toujours solidement fixé. S'il est sur le point d'abandonner les mors de la pince, on l'assujettit d'une manière plus solide.* »

Cette recommandation annonce que M. Leroy est à chaque instant dans les transes de voir le calcul s'échapper des mors de sa pince. Il a raison, car, si cela arrive, il est obligé de le reprendre de nouveau, d'aller à sa recherche, au risque de ne pas le rencontrer et de faire souffrir inutilement le malade ; à moins qu'il ne préfère, après ces tâtonnements infructueux et répétés, renvoyer le malade sans l'avoir opéré, et ajourner sa guérison à une autre séance, dans laquelle on ne sera peut-être pas plus heureux !

« *Le calcul réduit à une simple écorce se brise.* » Non, il ne se brise pas ; du moins cela n'a pas lieu constamment ; il faut même chercher à l'éviter. Cet évidement, d'ailleurs, est illusoire, parce qu'on ne prend pas toujours la pierre dans son plus long diamètre, parce que le calcul se brise souvent avant que l'évidement ne soit achevé ; enfin parce que, lors même qu'on l'obtiendrait, il n'en pourrait résulter que des fragments de calcul très nombreux ou volumineux, ce que, dans tous les cas, on doit redouter.

« . . . Il arrivera très fréquemment que plusieurs d'entre eux (ces fragments) seront trop volumineux pour sortir par l'urèthre, lors même que le canal aurait été médiocrement dilaté : il faudra donc aller les saisir dans la vessie et les extraire. » Les incertitudes et les inconvénients reprochés à la méthode de M. Civiale se reproduisent encore ici en foule ; nous renvoyons, pour nous en expliquer tout-à-fait, à un article spécial que nous consacrerons à cet objet, et à ce que nous avons déjà dit en parlant de la méthode de ce médecin.

« Je crois pouvoir établir en règle générale que des fragments ne devront jamais traverser à nu le canal de l'urèthre. » M. Leroy avait raison sans doute ; mais comment se fait-il que, depuis, il ait lui-même oublié ce précepte, et

qu'il s'expose tous les jours à cet inconvénient qu'il craint tant? Vraisemblablement c'est parce qu'il ne saurait faire mieux. Nous lui démontrerons comment il faut agir pour cela. Nous avons vu plusieurs malades chez lesquels on avait ainsi retiré des fragments à travers le canal de l'urèthre : ce canal avait été déchiré et ils répandaient du sang d'une manière inquiétante. M. Leroy a oublié de dire aussi que ces fragments peuvent s'arrêter dans le col de la vessie. Nous avons vu dernièrement un malade de l'Hôtel-Dieu que ce chirurgien opérait pour un calcul auquel un chalumeau de paille avait servi de base : plusieurs fragments sont sortis par l'urèthre, mais un d'eux s'est arrêté dans le col de la vessie, il est survenu des abcès et autres accidents graves, enfin le malade a succombé aux suites d'une inflammation de la vessie, qui s'est répétée sur la poitrine. On a trouvé à l'autopsie plusieurs petits calculs ou fragments dans la poche urinaire, un fragment dans son col, et toutes les parties contenues dans le bassin enflammées et en suppuration.

« *Si le fragment est trop volumineux, on introduira jusqu'à lui le perforateur, et quelques tours avec la manivelle suffiront pour le réduire en petits graviers, et rendre son ex-*

traction facile. » Les fragments de calculs sont quelquefois tellement disposés dans les branches de la pince, qu'il est impossible de suivre ce conseil. Nous l'avons vu, il y a peu de temps, dans les salles de l'École de perfectionnement (1), sur un malade où M. Leroy s'est trouvé fort embarrassé. Un magma de petits fragments s'était accumulé à l'extrémité des branches de la pince, entre la fraise et les crochets qui la terminent : M. Leroy ne put jamais le faire sortir ni le diviser, malgré tous ses efforts et la patience du malade. Cet opérateur fut obligé de retirer ainsi son instrument sans qu'il fût entièrement fermé. A sa sortie on trouva l'amalgame dont nous venons de parler : il était composé de petits fragments de calculs, dont quelques uns saillants sur le côté des pinces, de caillots de sang et de mucosité épaissie. Le passage de ce mélange à travers le canal de l'urèthre fut très difficile et très douloureux, surtout à l'entrée de ce conduit, attendu que le volume de l'extrémité de l'instru-

---

(1) Le 10 août.

ment se trouvait considérablement augmenté. Le méat urinaire fut déchiré.

M. Leroy avait encore imaginé un grand nombre d'autres instruments pour extraire les morceaux de calcul restés dans la vessie ou engagés dans le canal de l'urèthre, mais il les a tous abandonnés ; il ne se sert plus actuellement que de la pince à trois branches, avec une fraise à aile et à tête. Nous l'en felicitons : car nous pensons que cette pince, mieux connue, bien maniée, doit être d'une grande utilité dans une foule de circonstances où, par la méthode de M. Leroy, comme par celle de M. Civiale, on est obligé de faire des morceaux.

En résumé la méthode de M. Leroy ressemble beaucoup à celle de M. Civiale, notamment depuis les derniers perfectionnements qu'il y a apportés. Tout ce que nous avons dit de cette dernière méthode peut y être appliqué ; elle en diffère cependant par la manière de pousser et de diriger la fraise. M. Leroy n'emploie pas de chevalet ni de ressort à boudins ; il appuie sur la queue de la fraise avec le pouce pour la faire cheminer, et il évite ainsi de se servir d'une force morte que nous avons reprochée à l'instrument de M. Civiale. C'est un pas de fait vers le bien; espérons que M. Leroy, à qui nous devons déjà tant d'inventions ingénieuses et utiles, ne tardera pas à trouver le moyen de perfectionner une opération à laquelle il a si honorablement attaché son nom.

PROCÉDÉ DE M. HEURTELOUP.

—

Après l'invention des procédés même les plus parfaits vient le perfectionnement. L'une est souvent le résultat d'un trait de lumière et d'un mouvement spontané, tandis que le second est toujours un effet du temps et de la méditation. La lithotritie est dans ce cas; mais avec la pince à trois branches nous pouvons prédire que cette partie de la science ne fera plus de progrès; la forme et le mécanisme de cet instrument s'y opposent; et l'état stationnaire où cette découverte est restée, depuis sa création, doit être rapporté à cette cause.

M. Heurteloup, doué d'une invention facile et d'une vive imagination, a voulu perfectionner la lithotritie, en substituant à la pince à trois branches une autre pince qui en a quatre. Il aurait gâté cette belle opération : il s'en est aperçu le premier, et ce chirurgien est revenu à la pince ordinaire à trois branches, qu'il n'aurait jamais dû quitter. Le procédé que suit à présent M. Heurteloup est à peu près le même que celui de M. Leroy et de M. Civiale ; cependant, ce chirurgien prétendant avoir beaucoup amélioré la lithotritie, nous devons faire connaître son procédé. M. Heurteloup assure qu'au moyen de sa nouvelle pince, la pierre vient d'elle-même se placer entre les branches. Nous avons peine à le croire, parce que, d'une part, les pierres ordinairement ne sont pas rondes, et qu'elles se déplacent difficilement dans une vessie très souvent tapissée de mucus ; de l'autre, la branche que M. Heurteloup dit s'appuyer sur la vessie pour abaisser son bas-fond est trop mince, elle n'offre pas assez de force, non plus que les trois autres branches, pour résister aux efforts de cet organe, qui se contracte à mesure que l'eau qui le distendait s'écoule. En supposant que les choses se passassent comme M. Heurteloup le raconte, ne peut-on pas craindre que la poche urinaire, en se contractant, en faisant de continuels efforts pour expulser à la fois le calcul qui la gêne et les branches de la pince qui l'irritent, ne s'introduise entre les pièces de cet instrument, ou ne se trouve pincée ou ne s'accroche dans les plateaux qui terminent ces mêmes branches? De justes craintes peuvent être élevées à cet égard, que l'abandon que M. Heurteloup a fait de son procédé tend à justifier.

Les instruments de ce chirurgien se composent :

1° D'une pince à quatre branches conçue sur les mêmes bases et le même système que celle de MM. Leroy et Civiale ;

2° D'un foret simple, pour faire un trou à la pierre ;

3° D'un instrument que M. Heurteloup appelle *échopeur*, destiné à creuser la pierre du centre à la circonférence (1) ;

4° D'une autre pince qu'il appelle *servante;* celle-ci est destinée à être introduite dans la vessie à travers la pince principale, pour aller à la recherche de la pierre, et l'amener ensuite entre les mors de la première pince :

5° D'un lit appelé *rectangle*, sur lequel le malade doit être placé pendant l'opération.

---

(1) Planche v, fig. 1, 2, 3, 4.

Nous aurons soin de faire connaître, au fur et à mesure que l'occasion s'en présentera, les autres instruments imaginés par M. Heurteloup, ainsi que d'indiquer les modifications qu'il a apportées à son procédé.

Nous prenons la méthode de M. Heurteloup dans le *Journal des progrès* (1), attendu que ce médecin n'a encore rien publié *ex professo* sur ce sujet, quoique cependant il en eût pris l'engagement devant l'Académie des sciences, qui lui avait accordé un prix d'encouragement à cette condition. Voici comment s'exprime M. Tavernier, en rendant compte du procédé opératoire de M. Heurteloup : « L'instrument dont M. Heurteloup se sert pour embrasser et fixer le calcul est composé de deux cylindres en argent : l'un, extérieur, de trois lignes et demie environ de diamètre, et de neuf à dix pouces de longueur, est ouvert à ses deux extrémités, et offre près de l'une d'elles un large rebord saillant à quatre faces, destinées à adapter l'instrument sur l'étau que porte le lit, et dont il sera question plus loin; l'autre cylindre,

---

(1) Tome II, p. 208, 213, 220, 225, etc., etc.

placé à demeure dans le premier, le dépasse de
quelques pouces pour former le manche de l'instrument, tandis que son autre extrémité se termine à quelques lignes en-deçà de l'embouchure
du cylindre extérieur. Entre ces deux canules
existe un intervalle présentant quatre coulisses
dans lesquelles glissent avec facilité quatre ban-
des ou lames d'acier étroites et flexibles, mais
fortes, qui forment les branches d'une pince,
quand on les pousse hors de l'instrument. Trois
de ces branches d'égale longueur se terminent
chacune par un plateau ou disque formant avec
elles du côté de sa face interne un angle droit;
la quatrième branche, plus forte, et pouvant faire
une saillie plus considérable que les autres, porte à son extrémité et aussi du côté de la face interne un bouton conoïde dont la pointe est ob-
tuse, et dont la base a un diamètre égal à celui
de l'ouverture du cylindre extérieur. Cette partie conique constitue l'extrémité de l'instrument
quand il est fermé, et facilite ainsi son introduction dans l'urèthre; elle est échancrée sur un
côté dans le sens de sa longueur, pour permettre
d'introduire dans la vessie la pince servante dont
nous allons parler, quand les branches ne sont
encore que faiblement écartées.

« L'autre extrémité de chaque bande d'acier se prolonge sur le cylindre extérieur au-delà de la canule externe, et porte un petit bouton au moyen duquel on peut faire rentrer et sortir la branche correspondante de la pince.

« Pour fermer l'instrument on ramène vers soi chacun des quatre boutons successivement, en finissant par celui qui entraîne la plus grande branche, nommée *protectrice*, parce qu'elle a pour but, étant toujours poussée la première et retirée la dernière, d'empêcher la vessie d'être blessée pendant le jeu des trois autres branches. Dans cette manœuvre les plateaux de celleci se cachent l'un après l'autre dans la canule extérieure, et le cône de la branche protectrice vient la couvrir par sa base.

« Le malade étant dans la situation que nous avons indiquée précédemment, sur le dos, le bassin élevé, la poitrine et la tête plus basses et sur un plan incliné, cette dernière partie presque aussi élevée que le bassin, les jambes fortement fléchies sur les cuisses, et les pieds posés sur deux sandales mobiles, au moyen desquelles les talons peuvent être à volonté rapprochés ou éloignés du siége, *une injection est faite, puis on introduit l'instrument. Quand il est*

parvenu dans la vessie, on donne à ses bran-
ches un léger écartement, et on le rapproche
ainsi déployé du col de l'organe. Alors, débou-
chant l'orifice extérieur du canal central, on
laisse écouler le liquide. Bientôt la vessie se
contracte, et force en quelque manière le calcul
à se placer entre les branches de la pince. Cela
fait, on introduit à travers l'instrument une
autre pince longue et grêle, quoique assez forte,
qu'on appelle pince-servante. Celle-ci, extrê-
mement légère et souple, peut atteindre tous
les points de la vessie sans les blesser, et com-
muniquer à la main de l'opérateur les moin-
dres contacts avec les corps étrangers qu'elle
rencontre, quelque petits qu'ils soient. Cet instrument est formé de deux pinces : 1° d'une
canule ou gaîne en argent, ouverte à l'une des
extrémités, et portant à l'autre un anneau destiné à recevoir le pouce ; 2° d'une tige d'acier
glissant facilement dans la gaîne, formant une
pince à trois branches élastiques, et garnies, près
de l'extrémité opposée à la pince, de deux anneaux dans lesquels on introduit l'index et le
medium. Ces deux anneaux glissent dans deux
ouvertures longitudinales pratiquées dans la canule, et, suivant que l'on pousse en avant ou en

arrière, on dégage les branches de la pince ou on les fait rentrer.

«Voici comment se charge le calcul avec l'instrument de M. Heurteloup : S'il est volumineux, après avoir constaté sa position à l'aide de la *pince-servante*, qui, dans ce cas, ne doit pas servir à autre chose, on ramène au-devant de lui la pince principale à demi ouverte, on en fait saillir la branche protectrice, et successivement les trois autres, qui l'enveloppent ainsi de toutes parts, à la manière d'un forceps. *Quand on le croit engagé, on raccourcit les branches de l'instrument, dont les plateaux, venant à appuyer fortement sur lui, le fixent d'une manière invariable.*

« Lorsque le calcul est d'un petit volume, on va le saisir avec la *pince-servante*, qui vient se placer au milieu des branches de la grosse pince.

« Les moyens que M. Heurteloup emploie pour découvrir et charger facilement le calcul méritent une attention spéciale.

«Lorsqu'il éprouve quelques difficultés à s'en emparer, ce docteur trouve le moyen de le faire changer de place, sans fatiguer la vessie par des tâtonnements réitérés avec l'instrument. Ce moyen consiste à imprimer au corps

du malade une position très renversée que permet la forme du lit, dont le nom *lit rectangle* donne une idée assez exacte, comme on va le voir. Ce lit présente effectivement sur la face latérale la figure d'un triangle rectangle dont le petit côté est perpendiculaire au sol, et repose sur l'angle par l'hypothénuse de ce petit côté, de manière que, dans la position ordinaire du lit, le malade se trouve couché horizontalement, puisqu'il est placé sur le moyen côté du triangle. On conçoit que, si l'on parvient à faire reposer ce lit sur l'hypothénuse, le malade, qui était horizontal, devient fortement incliné. *Cette inclinaison, qui a lieu par un mécanisme fort simple*, donne *au malade une position fortement renversée*, mais dans laquelle la tête reste plus élevée que la partie moyenne du tronc. Dans cet état la vessie présente son col perpendiculairement au-dessus de l'endroit le plus décliné, vers lequel viennent se rendre le calcul ou ses fragments, qu'il est alors facile de saisir. Si cependant on éprouve quelques difficultés, que par un empêchement quelconque le corps étranger n'ait pas obéi aux lois de la pesanteur, on imprime à la partie postérieure du lit de petits chocs sur le sol; ces chocs communiquent à la

vessie de petits frémissements, qui ont pour effet de donner au calcul la situation désirée.

« *Rarement, par ce moyen, on manque de saisir la pierre, qui se trouve absolument dans la
direction de l'axe du col de la vessie, et par
conséquent des instruments auxquels il donne
passage, à moins de circonstances particulières, comme l'adhérence, le chatonnement; mais
encore pour cela M. Heurteloup a imaginé un
instrument nommé sonde à clé, qui, agissant à
la manière d'un levier qu'on peut couder à volonté, va déloger le calcul du lieu où il est fixé.*

« Quand la pierre est fixée entre les plateaux
de la pince principale, un aide ramène le lit à
la direction première, s'il a été renversé, et l'o-
pérateur fixe invariablement l'instrument sur
une branche d'acier, espèce d'étau disposé à cet
effet sur la traverse antérieure du lit. L'instrument qui doit perforer le calcul est introduit
dans le canal central de la pince; des divisions
tracées sur la tige indiquent l'épaisseur de la
portion de pierre saisie, par la distance qui
existe entre l'extrémité du mandrin qu'on introduit dans les plateaux.

« *On fait d'abord agir, au moyen de l'archet, une espèce de foret qui fait un trou de qua-*

tre lignes au moins de diamètre. Quand la perforation est achevée, on remplace cet instrument par un autre nommé *échopeur*, offrant à son extrémité une lame dentelée qui se courbe à volonté sur sa tige. On introduit cette extrémité dans l'ouverture faite à la pierre ; on lui imprime des mouvements de rotation, en même temps qu'on lui donne par un mécanisme particulier une direction de plus en plus oblique, à mesure que la destruction du calcul avance. *Il agit sur la pierre du centre à la circonférence, et tend à la réduire à une coque qu'on brise ensuite entre les plateaux de la pince.*

« Un calcul à peu près sphérique de douze à quinze lignes peut, suivant M. Heurteloup, être détruit en une seule attaque.

« Si la pierre offre un volume plus considérable, une forme moins avantageuse, on l'abandonne *pour la reprendre une autre fois*, et agir de la même manière. Quand, après l'avoir brisé, on a laissé dans la vessie des fragments trop gros pour sortir par l'urèthre, on fait agir sur eux des mandrins, soit en suivant *le même procédé, soit en se servant de la pince lithoprione de M. Leroy*, aux branches de laquelle on ajoute des plateaux. M. Heurteloup préfère même, dans ce cas, cet instrument au sien, trouvant ainsi plus de facilité à briser les fragments, qui, en général, par son procédé, affectent une forme aplatie.»

Ainsi donc, M. Heurteloup, qui rejetait entièrement de prime abord les instruments de M. Leroy et de M. Civiale, était obligé de les reprendre dans la seconde moitié de l'opération, et dans le moment même où il exaltait le plus les avantages de son procédé, et qu'il recevait des récompenses pour avoir heureusement modifié les instruments de lithotritie. Aujourd'hui il les a presque complétement abandonnés. Voyons cependant en quoi ce procédé consiste; analysons-le :

« *Une injection est faite, puis on introduit l'instrument. Quand il est parvenu dans la vessie, on donne à ses branches un léger écartement, et on les rapproche, ainsi déployées, du col de cet organe. Alors, débouchant l'orifice extérieur du canal central, on laisse écouler le liquide. Bientôt la vessie se contracte, et force en quelque sorte le calcul à se placer entre les branches de la pince.* » Il paraît que cela n'a pas constamment lieu, puisque M. Heurteloup a imaginé une *pince-servante* pour aller cher-

cher le calcul dans quelque endroit qu'il se trouve dans la vessie, et l'amener ensuite dans la
pince principale. M. Heurteloup se trompe lorsqu'il assure qu'en laissant couler l'eau, le calcul
vient se placer entre les branches de la pince :
ce médecin sait bien que le col de la vessie n'est
pas la partie la plus déclive de ce viscère, que
c'est dans son bas-fond que le calcul vient se
placer, quand cette poche est distendue par une
injection, enfin que c'est tout-à-fait à l'orifice de
ce réservoir qu'il se trouve, quand l'eau s'est
écoulée. Dans le premier cas, les pinces de M.
Heurteloup ne peuvent saisir le calcul, à moins
de faire faire la culbute au malade ; dans le second, elles ne peuvent se déployer, et dans tous
les deux les parois de la vessie peuvent être pincées, ou tout au moins froissées par le jeu des
pièces de l'instrument. « . . . . . . *Cela fait, on
introduit à travers l'instrument une autre pince, qu'on appelle servante; on ramène le calcul
au-devant de la pince principale.* » A quoi bon,
puisque le calcul vient de lui-même se placer
entre les plateaux de la pince. De deux choses
l'une : ou bien le calcul vient de lui-même se
rendre entre les mors de la pince, comme il
l'affirme, ou bien il faut aller le chercher. Dans

le premier cas, on s'expose à des dangers que nous avons déjà signalés, ceux de pincer la vessie; dans le second, on tombe dans l'inconvénient des manœuvres multipliées que nous avons également fait connaître; d'autant plus que, dans cette circonstance, l'instrument est serré par les parois du canal qu'il traverse, et qu'il est difficile alors d'apprécier ce qui se passe à son extrémité. La saisie du calcul est donc encore, dans cette méthode, abandonnée au hasard, et aux tâtonnements répétés, que nous avons tant de fois blâmés. Il faut en outre remarquer que les branches des *pinces-servantes* de M. Heurteloup sont très minces, qu'elles sont incapables de résister aux moindres contractions de la vessie, qu'elles s'écartent peu, et que, si le calcul est un peu volumineux, elles ne peuvent le saisir ou bien elles le laissent échapper, et l'opérateur se trouve forcé de suspendre l'opéraration ou de la recommencer avec l'instrument de M. Leroy ou de M. Civiale. A notre avis, il ne faut jamais s'exposer à un pareil désagrément. La pince-servante de M. Heurteloup est une addition embarrassante et inutile, dont la lithotritie peut très bien se passer; elle est peut-être nécessaire au procédé opératoire de ce chi-

rurgien, mais à coup sûr elle ne saurait prouver que cette méthode soit bonne, ni qu'elle
puisse jamais être utile aux calculeux.

*« Quand on croit le calcul engagé, on rac-
courcit les branches de l'instrument, dont les
plateaux viennent appuyer fortement sur lui,
et le fixent d'une manière invariable. »* Ceci
suppose que le calcul est toujours parfaitement
rond et même exactement embrassé par les mors
de la pince, ce qui n'a pas toujours lieu ; mais,
nous le demandons de nouveau, n'y a-t-il pas
quelques dangers à faire mouvoir ainsi des crochets et des lames plus ou moins tranchantes
dans une vessie vide et contractée ? Ne peut-on
pas pincer ou accrocher les parois de ce viscère,
puisque aucun liquide ne les éloigne des plateaux
de la pince ? Ce malheur est arrivé à M. Bancal,
avec des instruments dont les branches sont moins
courbées et moins offensantes que dans ceux de
M. Heurteloup. Ainsi donc ce praticien, pour
avoir voulu remédier aux inconvénients qu'il
reproche avec aigreur à la méthode de M. Civiale, les a multipliés (1).

---

(1) Lettre à l'Académie des sciences.

« *Lorsque l'on éprouve quelque difficulté à s'emparer du calcul, on trouve le moyen de le faire changer de place sans fatiguer la vessie par des tâtonnements réitérés...* »

Comment se fait-il que M. Heurteloup, qui reconnaît si bien les inconvénients qu'il y a de chercher à tâtons dans la vessie pour s'emparer des calculs, ait imaginé une *pince-servante* qui n'a pas d'autre usage?

« *Ce moyen consiste à imprimer au corps du malade une position très renversée, que permet la forme du lit.* » Nous avons déjà dit que l'addition d'un lit était nécessaire à l'opération de la lithotritie, mais nous pensons que la position que M. Heurteloup conseille est entièrement superflue; cependant M. Civiale a tort de dire (1) que « le malade a les pieds en haut, la « tête en bas, et dans une situation effrayante; « qu'il est assujetti par des courroies de manière « à lui faire éprouver des sensations pénibles et « même dangereuses. » C'est une erreur, ou du moins une exagération. Cette position est pénible, il est vrai, mais nullement effrayante; pour

____

(1) Page 69 de l'ouvrage de M. Civiale.

le malade, elle ne saurait être nuisible, parce qu'elle ne doit durer qu'un instant de plus. Les courroies, que M. Civiale blâme, sont en effet entièrement inutiles; nous pensons même que M. Heurteloup n'en a jamais fait usage, pas plus que de la position renversée dont il s'agit. Ce médecin ferait bien de débarrasser son invention de ces accessoires superflus, qui donnent prise à la malveillance, et qui peuvent inspirer quelque crainte au malade. « *Cette inclinaison, qui a lieu par un mécanisme fort simple, donne au malade une position fortement renversée..... Dans cet état, la vessie présente son col perpendiculairement au-dessus de l'endroit le plus déclive vers lequel viennent se rendre le calcul ou les fragments.* » Cela est vrai quant à la position de la vessie; mais il n'est pas exact de dire que les calculs ou les fragments viennent se rendre dans la partie la plus déclive de ce viscère : cette proposition générale offre des exceptions. On sait que chez les vieillards, ou chez les individus qui souffrent depuis long-temps de la pierre, cette poche est inégale, bosselée et sillonnée d'aspérités, que l'on appelle des colonnes, lesquelles laissent entre elles des anfractuosités ou des enfoncements où viennent se loger les calculs ou leurs fragments. De plus ces corps n'obéissent pas toujours aux lois de la pesanteur; ils restent souvent collés dans la poche urinaire, par le mucus qui tapisse ses parois. Alors la situation que l'on donne au malade ne fait rien; et si on a affaire à des fragments, il faut aller les prendre là où ils sont restés; autrement on les oublie. C'est encore un des inconvénients communs à la méthode de M. Heurteloup et à celle de M. Civiale. Du reste nous pensons que M. Heurteloup n'a pas souvent recours à cette manœuvre : car nous l'avons vu opérer différentes fois, et, quoique le calcul parût difficile à saisir, il ne l'a cependant jamais mise en usage. « *Si cependant le corps étranger n'obéit pas aux lois de la pesanteur, on imprime à la partie postérieure du lit de petits chocs sur le sol. . . . .* » M. Civiale a tort de qualifier ces secousses de *brusques* et *dangereuses*. M. Heurteloup a mal fait, dans son ardeur inventive, d'indiquer des manœuvres insignifiantes, et de plus qui peuvent lui nuire. On ne saurait l'attribuer qu'à son désir de proposer quelque chose de neuf et d'utile. Pour cette fois, du moins, il s'est trompé; il est allé au-delà : l'injection suffit, dans cette circon-

stance, pour déplacer le calcul. Si on n'y parvient pas de cette manière, il faut renvoyer
l'opération à une autre séance, ou soumettre
le malade à une autre opération. « *Rarement on manque de saisir la pierre, qui se
trouve absolument dans la direction de l'axe
de la vessie, et par conséquent des instruments
auxquels l'uréthre donne passage*, à moins de
circonstances particulières, comme l'adhérence,
le chatonnement. *Mais encore M. Heurteloup
(dit M. Tavernier) a imaginé un instrument
nommé sonde à clé, qui, agissant à la manie-
re d'un levier qu'on peut tourner à volonté, va
déloger le calcul du lieu où il est fixé. . . . . . .*»

Comment M. Heurteloup a-t-il pu avoir cette
pensée! comment M. Tavernier a-t-il pu la
rapporter! Une pareille assertion, de la part
d'un homme instruit, pourrait nous étonner,
si nous ne savions que pour parler sciemment
d'une opération il faut bien la connaître, et que
la plupart des médecins qui écrivent des articles
sur la lithotritie dans les journaux manquent
de connaissances suffisantes à cet égard, et que
leur crédulité sur cette matière est égale à celle
des gens du monde. Non, M. Heurteloup n'a
pas pensé à aller déloger les pierres enchaton-

nées dans la vessie, afin de les broyer, ou du moins il n'y a pas pensé sérieusement, et on ne peut considérer cette velléité que comme une débauche de son imagination. Cependant M. Tavernier ajoute que ce médecin a fait faire une *sonde à clé* à cet effet : M. Tavernier n'a pas vu cet instrument; M. Heurteloup ne le décrit nulle part; au surplus, s'il existe, nous pouvons assurer qu'il restera sans application. On peut bien avoir des idées déraisonnables, quand on cherche à inventer; mais on y regarde à deux fois, quand il s'agit de les appliquer.

« *Quand la pierre est fixée entre les plateaux de la pince principale, un aide ramène le lit à la direction première, s'il est renversé, et l'opérateur fixe invariablement l'instrument sur une branche d'acier, espèce d'étau disposé sur la traverse antérieure du lit.* » Ce lit, avons-nous dit, avec le point d'appui qu'il offre, est, sans contredit, l'ancre de salut de la lithotritie; mais il faut prendre garde aussi qu'il ne soit pour cette opération une cause de naufrage. Nous avons déjà parlé d'un malade qui a failli avoir la vessie déchirée; et qui n'a échappé à ce malheur que parce que son calcul était mou. Avec les instruments de MM. Civiale, Leroy,

Amussat et Heurteloup, ce moyen de support
perd la moitié des avantages qu'il promet,
parce que, d'après la méthode de ces opérateurs
le malade doit être couché, et avoir les pieds
appuyés sur des sandales. Si, dans cette situation, l'opéré est docile, et s'il ne bouge pas,
tout se passe bien; mais, s'il s'agite, s'il souffre
beaucoup, soit parce que les branches de la pince touchent le fond de la vessie, soit autrement,
il court les plus grands dangers (voir ce que
nous avons dit du malade opéré par M. Leroy,
à l'Hôtel-Dieu, page 120); d'autant plus que
l'instrument, fixé seulement par un étau, peut
se déplacer par les mouvements de *va* et *vient*
de l'archet. Nous parlerons de cet inconvénient
quand nous nous entretiendrons des moyens
rotateurs. On voit, du reste, par ce qui précède,
que le lit de M. Heurteloup peut être d'une très
grande utilité à la lithotritie, mais pourtant
qu'il n'est pas exempt de blâme. Nous verrons
plus loin que nous avons adopté le principe qui
l'a fait imaginer, mais que nous avons dû le
modifier, pour l'approprier à nos instruments (1).

-----

(1) Voyez les planches.

Ce sont ces imperfections qui ont fait dire à M. Civiale (1), en parlant de la tige de fer que présente le lit de M. Heurteloup, « *que cette espèce de support ne permet pas de varier la position de l'appareil autant que peuvent l'exiger les sensations du malade, qui pourrait se blesser si des mouvements involontaires avaient lieu pendant l'opération.* » Ces craintes sont justifiées par le fait que nous venons de rapporter; mais cependant elles nous paraissent exagérées: car cet accident n'a pas été fréquemment observé. En général les malades sont très dociles pendant les grandes opérations qui se rapportent aux organes génitaux ou urinaires; la grande douleur leur ôte la force et la volonté de bouger, en même temps qu'un instinct conservateur les tient attachés sur le lit de douleur où ils doivent cependant retrouver la santé. Dans la lithotritie, ordinairement ils souffrent peu, ou du moins pas assez pour qu'ils ne puissent rester en place. En résumé, quelques accidents sont à craindre en faisant usage du lit rectangle de M. Heurteloup, mais ils ne sauraient

______

(1) Page 70 de son ouvrage.

être comparés à ceux qui résultent fréquemment des instruments lithotriteurs abandonnés à eux-mêmes dans la vessie, ou soutenus seulement par les mains mal affermies d'un aide, souvent mal placé, qui a constamment le corps courbé et les bras toujours tendus; on verra, quand nous parlerons de notre procédé, que nous avons su éviter tous ces inconvénients.

« Quand le calcul est fixé, on fait d'abord agir, au moyen de l'archet, une espèce de foret, qui fait un trou de quatre lignes au moins... » Cela n'est pas possible : car on a dit au commencement de cet article que l'instrument tout entier de M. Heurteloup n'avait que trois lignes et demie de diamètre; par conséquent, son perforateur doit en avoir tout au plus deux, il on peut faire un trou de quatre lignes, puisqu'il n'est pas à tête, et qu'il ne se déploie aucunement.

« Quand la perforation est achevée, on remplace cet instrument par un autre nommé échopeur, qui offre à son extrémité une lame qui se coude à volonté sur la tige.................. Il agit sur la pierre du centre à la circonférence, et tend à la réduire en une coque, que

l'on brise ensuite dans les plateaux de la pince. » Voilà tous les défauts de la méthode de M. Heurteloup réunis dans un seul point. Mais nous n'avons que la seconde moitié de cette proposition à combattre, puisque M. Heurteloup a abandonné son foret et même son échoppeur, et qu'il ne se sert actuellement que d'une fraise à tête ou d'une fraise mobile à aile pour percer le calcul et pour l'évider. Quant à la prétendue coque qu'il s'applique à faire, nous serions dispensé de nous en entretenir de nouveau, d'après ce que nous en avons dit, quand nous nous sommes occupé de la méthode de MM. Amussat et Leroy; mais M. Heurteloup attache tant d'importance à ce qu'il appelle *son perfectionnement,* que nous croyons devoir nous y arrêter encore un instant. Peut-on espérer, et surtout doit-on se proposer de réduire le calcul à une coque; ensuite, y parviendra-t-on? Ne sait-on pas que les pierres de la vessie ne sont jamais rondes, par conséquent, elles seront évidées constamment d'un côté plus que de l'autre. Ne sait-on pas, en outre, qu'elles se présentent souvent en travers, dans l'instrument, à l'action du lithotriteur, ou au moins par un point de leur plus petit diamètre? En supposant même que ces corps étrangers se présententconvenablement, et qu'on parvienne à les évider également , quel avantage peut-on en attendre ? En définitive, ne faudra-t-il pas briser cette coque, et en extraire les morceaux ? ceux-ci sortiront-ils tous ? Si on est obligé d'aller à leur recherche, les trouvera-t-on ? ou bien encore ne seront-ils pas difficiles à saisir, eux surtout qui sont minces et incurvés ? La pince à trois branches, les brise-pierres, et les brise-coques, ne passeront-ils pas par dessus ? Ne sera-t-on pas exposé à pincer les colonnes qui se trouvent si souvent dans la vessie, à côté desquelles ils seront presque toujours placés ? Enfin, dans les cas même les plus heureux, ne fatiguera-t-on pas considérablement ce viscère, ne prolongera-t-on pas trop long-temps une opération qui, même dans des cas heureux, expose encore le malade à des rechutes ?

Non, une méthode aussi hasardeuse, et qui offre tant de dangers, ne doit pas être suivie ; des faits nombreux attestent les justes craintes qu'elle nous a fait concevoir. Car, outre les inconvénients attachés à la méthode de M. Civiale, elle a encore ceux qui lui sont propres, et qui résultent de la forme évidée que l'on se plaît à donner aux fragments du calcul : ces derniers sont ordinairement aigus, tranchants et très acérés ; ils labourent quand ils le traversent, ils le déchirent et le percent quand ils s'y arrêtent. Plusieurs malades sont morts à la suite des abcès qu'ils avaient déterminés ; et certains médecins lihotritistes doivent nous savoir gré de taire leurs noms dans cette occasion, qui n'est favorable ni à leur adresse, ni à leur procédé. En résumé, l'évidement du calcul est un perfectionnement qui nous paraît illusoire, mais un témoignage évident des efforts multipliés que l'on a faits pour se dispenser de faire des morceaux et éviter les inconvénients qui y sont attachés, et qui proclame hautement les dangers de cette méthode et de toutes celles qui lui ressemblent, et qui fait prévoir le néant où elles tombront toutes quand la nôtre sera connue. Si nous étions réduit à faire des morceaux, nous aimerions mieux les obtenir en suivant la méthode de M. Civiale, que de suivre l'exemple de MM. Leroy, Amussat et Heurteloup, parce que du moins, par ce premier procédé, les fragments sont nombreux, il est vrai ; mais ils sont anguleux, ils se présentent toujours à la pince par un de leurs angles, et ils traversent le canal de l'urèthre plus facilement et avec moins de danger que ceux obtenus par les autres méthodes.

Nous avons dit que, depuis la publication de l'article où nous prenons la méthode de M. Heurteloup, ce chirurgien avait abandonné l'instrument de son invention, pour ne plus se servir que de la pince à trois branches; mais il a inventé depuis plusieurs pinces et plusieurs appareils destinés à évider et à écraser la pierre, entre autres un *brise-coque* dont nous nous croyons dispensé de parler pour le moment, et d'après ce que nous venons de dire. Nous renvoyons, pour faire connaître son mécanisme, à l'article spécial que nous consacrerons à ces sortes de tenailles.

M. Heurteloup a encore imaginé une fraise qu'il appelle *à virgule*, sur laquelle il semble fonder beaucoup d'espérances. Il l'a présentée à l'Institut. Cet instrument consiste dans une fraise à tête ordinaire, de la circonférence de laquelle s'élève une pointe qui lui a fait donner le nom qu'elle porte. Celle-ci fait un trou plus grand et plus évidé à la pierre, que le foret simple et les fraises à tête; elle dispense par conséquent l'opérateur de lâcher le calcul aussi souvent qu'on le fait ordinairement. Cette fraise, au reste, a une parfaite analogie avec la fraise excentrique proposée par MM. Leroy et Civiale, et dont nous avons parlé.

Ici devrait se trouver la méthode de Meirieu, si nous n'en étions le continuateur, et si nous suivions l'ordre chronologique; mais nous avons pensé qu'il convenait mieux d'épuiser tout ce qui a été fait avec la pince à trois branches, et d'après un système que nous blâmons, et que nous rejetons, excepté dans quelques cas rares que nous aurons soin d'indiquer, que d'en faire connaître un autre qui n'a été qu'ébauché, mais dont le développement doit, selon toute apparence, renverser tout ce qui a été fait en lithotritie, établir cette belle opération sur de nouvelles bases, et conduire à de brillants résultats.

INSTRUMENTS DE M. PRAVATZ.

—

S'il suffisait d'avoir des connaissances dans la mécanique et de l'imagination pour améliorer la lithotritie, le perfectionnement de cette opération nouvelle serait beaucoup plus avancé qu'il ne l'est ; mais, outre une grande facilité d'invention, il faut encore que celui qui s'en occupe sache apprécier la valeur des moyens que son esprit enfante, la sensibilité et la disposition des parties qui doivent les recevoir, et prévoir le résultat de leur application, c'est-à-dire savoir si les accidents que peuvent occasioner les obstacles que l'on est exposé à rencontrer, etc., ne s'opposeront pas à ce qu'on en fasse usage ; pour cela, outre les connaissances anatomiques et physiologiques suffisantes, il faut encore s'occuper beaucoup de chirurgie, et du traitement des maladies des voies urinaires. M. Pravatz réunit sans doute la plupart de ces conditions; mais, livré par sa position à des recherches orthopédiques, et à ses calculs, il a peut-être mis dans les instruments qu'il destine à la lithotritie plus d'algèbre et plus d'imagination qu'il n'en faut. M. Pravatz est élève de l'École polytechnique; on le voit partout; ses connaissances mathématiques et mécaniques ont produit un beau hochet qui ne compte encore qu'un revers parce qu'il ne compte qu'une application. M. Pravatz n'exerce point la chirurgie, il n'applique point ses instruments lui-même : par ce double motif, il lui sera toujours difficile d'inventer quelque chose de satisfaisant pour le broiement : car, nous l'avons dit, la main et l'habitude des opérations, en général, en apprennent plus en lithotritie que la solution des problèmes proposés par Galilée, Descartes et Newton. Il faut, nous ne saurions trop le dire, non-seulement connaître parfaitement les parties sur lesquelles on opère, mais aussi se familiariser tellement avec les instruments dont on fait usage, que les mains devinent en quelque sorte ce qu'il convient de faire. L'absence de ces conditions est sans doute la cause des insuccès de la lithotritie en province, et même à l'étranger, et le vrai motif aussi qui fait que les nouvelles inventions pour le broiement qui surgissent de toute part sont pour la plupart restées stériles ou sans application possible.

Les instruments de M. Pravatz se composent :

1° De la pince à trois branches ordinaire, contenue dans un tube légèrement courbe ;

2° D'une fraise à tête dont la tige est articulée et mobile ; disposition qui lui permet de tourner dans la canule principale, quoique celle-ci ne soit pas droite ;

3° D'un rouet à pignon allongé destiné à mettre en mouvement la fraise dont il s'agit.

Nous devons la connaissance de ces instruments à M. Pravatz lui-même, qui nous les a montrés avec différents appareils orthopédiques dont ce n'est pas ici le lieu de faire l'éloge (1).

D'après l'énumération que nous venons de faire, on voit que l'instrument de M. Pravatz

______

(1) Nous pouvons affirmer que, d'après la connaissance que nous avons, et les conditions que doivent avoir les moyens mécaniques destinés à redresser la colonne vertébrale, les lits orthopédiques de M. Pravatz sont ce qui nous a paru le plus convenable pour atteindre ce but.

est à peu près semblable à ceux de MM. Leroy, Civiale, etc. Il n'en diffère que parce qu'il est courbe ; par conséquent la méthode de ce médecin, ou plutôt la manière de se servir de ses instruments, doit être la même que celle dont nous avons déjà parlé. En effet on y retrouve la même pince, la même fraise ; seulement celle-ci est à tige articulée, pour se conformer aux nouvelles dispositions de cet appareil ; et le tube principal est courbe, afin de pénétrer plus facilement dans la vessie. Quoi qu'il en soit, tout ce que nous avons dit des autres méthodes ou des autres instruments est applicable à ceux-ci. Cependant nous devons faire remarquer qu'avec ceux de M. Pravatz on saisit encore peut-être plus difficilement le calcul qu'avec ceux que l'on connaît, parce qu'il est à observer que l'on pénètre plus facilement dans la vessie avec une sonde droite, quand on en a l'habitude, qu'avec une sonde courbe ; en outre parce qu'avec celle-ci on suit difficilement de la pensée le lieu précis où le bec de cet instrument se trouve ; il en est de même pour les instruments lithotriteurs et les manœuvres qu'il faut faire pour saisir les calculs dans la vessie. L'instrument de M. Pravatz a été essayé sur le vivant par M. Blandin, et, après trois quarts d'heure de recherches vaines (1), on a été contraint de le retirer, sans avoir pu prendre la pierre. Toutefois nous devons dire que toutes les fautes que l'on a remarquées dans cette opération ne doivent peut-être pas être rapportées à la mauvaise disposition de l'instrument seulement : elles doivent aussi être partagées avec l'opérateur, qui, malgré son instruction et son habileté bien connue, n'a cependant pas toute l'habitude qui convient dans cette circonstance.

Le but unique que M. Pravatz s'est proposé en rendant ses instruments lithotriteurs courbes a été de pénétrer plus facilement dans la vessie, et de moins faire souffrir le malade. Examinons soigneusement cette première intention, parce que sa solution entraînera nécessairement celle de la seconde, et par suite l'idée que l'on doit avoir de sa méthode. D'abord nous avons posé en principe que l'on parvient plus facilement et plus promptement dans la vessie avec un instrument droit qu'avec un courbe. Cette assertion n'a plus be-

---

(1) Voyez la *Clinique* du 18 juin 1829.

besoin de preuves pour tous les hommes de l'art un peu exercés, et qui ont essayé comparativement ces deux manières de sonder ; mais aussi il faut convenir que le séjour des instruments droits dans la vessie est généralement doulou- reux, qu'ils provoquent les contractions réité- rées de la vessie, un pressant besoin d'uriner, et par suite souvent de la difficulté à continuer l'opération du broiement. Le canal de l'urèthre n'est pas droit ; on n'a jamais prétendu le dé- montrer ; on a prêté injustement cette assertion à M. Amussat. Ce conduit est courbe dans une portion de son étendue ; il se redresse par l'in- troduction d'un instrument droit, en effaçant les rides qu'il présente ; alors le ligament sus- penseur de la verge est allongé dans sa portion antérieure, tandis que sa portion postérieure est refoulée derrière la symphyse du pubis. Le col de la vessie aussi, ainsi que la glande pro- state, s'abaissent, quand la sonde pénètre dans la cavité de ce viscère ; mais cette opération n'a pas lieu sans douleur pour le malade, ni sans faire éprouver des tiraillements pénibles, surtout si le chirurgien qui opère n'est pas habile, et très exercé. M. Pravatz a voulu faire disparaître ces difficultés et ces inconvénients ; voyons s'il y est parvenu. D'abord l'instrument lithotriteur de M. Pravatz a, comme tous ceux de ce genre, huit à neuf pouces de long sur trois lignes ou trois lignes et demie de diamètre ; sa courbure ne s'exerce pas, comme on pourrait le croire, dans la longueur de deux à trois pouces comme dans la sonde ordinaire ; au contraire elle a lieu dans toute son étendue. Le tube extérieur de l'instrument de M. Prevatz est une portion de cercle dont le rayon peut avoir six ou sept pouces de longueur, c'est-à-dire douze ou quatorze pouces de diamètre. Si on considère la portion de cet instrument qui doit être comprise dans la portion courbe du canal de l'urèthre, c'est-à-dire entre le col de la vessie d'une part, et le ligament suspenseur de l'autre, on trouve que celle-ci ne peut avoir plus d'un pouce ou un pouce et demi de longueur. Cette quotité, recevant le dividende d'une ligne courbe dont le sinus a tout au plus dix-huit à vingt lignes de profondeur, lui donne à peu près une ligne ou deux lignes d'abaissement dans son centre. On peut, il est vrai, augmenter encore cette courbure ; malgré cela, il nous paraît rigoureusement démontré que les douleurs du malade pendant le broiement ne peuvent pas être beaucoup moindres, que l'on se serve d'un instrument droit ou d'un instrument courbe. En supposant même qu'on parvienne à les éviter avec ce dernier, nous ne voyons pas ce qu'avec la pince de M. Pravatz la lithotritie y gagnerait : cette opération subsisterait encore avec tous les inconvénients que nous lui avons reprochés, tels que de pouvoir pincer la vessie, de manquer souvent la pierre, de la morceler, de la convertir en fragments qu'il faut ensuite aller chercher, et que quelquefois on oublie. A ces inconvénients évidents on peut joindre la difficulté qu'il y a à faire fabriquer une fraise solide, dont la tige est articulée et composée d'un grand nombre de pièces mobiles. Enfin l'incertitude où se trouve l'opérateur de savoir ce qu'il fait, comment se trouve la pierre, de savoir s'il l'a saisie, sur quel point il l'a attaquée; tant d'imperfections dans un instrument d'ailleurs ingénieux et bien fait nous portent à croire que, malgré les talents mécaniques de son auteur, ils n'atteindront jamais le but que ce médecin estimable s'est proposé, et dans lequel il persiste.

Les instruments de M. Pravatz ne sont soutenus par aucun point d'appui ; il a négligé cette

précaution. L'opérateur semble devoir les soutenir lui-même avec une seule main, tandis
que de l'autre il fait tourner une espèce de
rouet avec une manivelle. Cette roue dentée s'engrène dans un pignon fixé à l'extrémité
de la tige de la fraise, de manière à produire
un mouvement de rotation continue et toujours
dans le même sens. Ce moyen de procéder à la
perforation du calcul est préférable à l'autre,
et même à la manivelle simple, parce que d'a-
bord il est plus expéditif que celle-ci, parce
qu'ensuite il ne produit pas le mouvement alternatif de l'archet. Malgré cela, l'instrument
lithotriteur, étant abandonné à lui-même
pendant l'opération, sans autre point d'appui
que la main gauche de l'opérateur, est exposé à
toutes les oscillations que nous avons signalées,
et qu'on occasione toujours en taraudant avec
un foret un corps dur et mal affermi. Le procédé de M. Pravatz pour mettre la fraise en
mouvement est très ingénieux. M. Leroy d'É-
tioles y avait pensé, ainsi que Meirieu et nous;
mais nous l'avions abandonné : nous verrons
plus loin que nous y sommes revenu.

D'après ce qui précède, on peut voir que,
quoique l'instrument de M. Pravatz semble pré-

senter peut être quelques perfectionnements sur les autres instruments lithotriteurs, il n'en résulte cependant aucun avantage pour la lithotritie. Ce médecin a également senti l'inconvénient qu'il y avait à se servir d'un ressort à boudin, pour pousser la fraise à mesure qu'elle pénètre dans le calcul : il y a remédié en appuyant sur son extrémité avec le pouce. Il se sert aussi du pouce et du doigt indicateur pour graduer la pression qu'il faut exercer sur le calcul, suivant sa dureté et sa fixité entre les mors de la pince. Malgré cela, si nous mettons en parallèle les avantages et les inconvénients de la pince à trois branches courbes avec ceux de la pince à trois branches droites, on trouve que les premiers sont illusoires et entièrement nuls. Nous reconnaissons pleinement le génie inventif et mécanique de M. Pravatz; mais nous regrettons qu'il l'ait exercé sur des instruments qui ne sont plus susceptibles de perfection.

INSTRUMENTS DE M. RIGAL.

—

M. Rigal est venu de Gaillac à Paris avec un instrument qu'il croyait parfait, et dans la persuasion qu'il allait renverser tout ce qui avait été fait en lithotritie. Nous notons cette prétention, parce qu'elle est avouée par son auteur, et parce qu'elle est à sa louange. En effet, il est remarquable que ce médecin, éloigné de cent cinquante lieues de la capitale, privé de l'émulation qu'on y trouve, et de tout ce qui aurait pu diriger ou seconder ses vues fertiles et inventives, ait modifié les instruments lithotriteurs aussi ingénieusement qu'il l'a fait. Nous n'entendons parler ici que du chevalet et des moyens de support : car pour le reste il n'y a rien changé. Sous le rapport mécanique et de la fabrication, les instruments de M. Rigal sont parfaits; mais, sous le rapport pratique, nous

pouvons affirmer qu'ils sont nuls, et qu'ils resteront sans application.

Voici ces instruments et la méthode de M.
Rigal, tels qu'ils se trouvent décrits dans *la Lancette* (1), où cet opérateur nous a dit que leur
description était exacte.

« M. Rigal, frappé, dit ce journal, des inconvénients qu'il entrevoyait dans les procédés
lithotritiques, et surtout effrayé de la crainte *de
laisser dans la vessie des fragments capables
de reproduire la maladie*, se demanda s'il ne
serait pas possible d'attaquer la pierre de l'extérieur à l'intérieur, de la gratter à la fois sur
toute sa surface, et de la diminuer ainsi dans
toutes ses dimensions *jusqu'au point où il ne
resterait qu'un noyau assez petit pour être
amené au dehors par l'instrument qui aurait
travaillé à sa destruction.* Meyrieu avait dirigé
ses recherches vers le même but.,....

« M. Rigal, occupé à résoudre le même problème, imagina d'abord que, *si l'on parvenait
à fixer solidement la pierre sur le foret qui
l'aurait percée, on pourrait continuer à met-*

---

(1) Voyez *la Lancette*, tome II, n. 41.

tre celui-ci en mouvement, et forcer ainsi le calcul à s'user par le frottement contre les branches de la pince, que l'opérateur lâcherait suffisamment pour permettre la rotation du corps qu'il chercherait à détruire. *La pince fournirait ainsi le moyen de saisir la pierre, et deviendrait ensuite une sorte de grugeoir dans le second temps de l'opération.*

« Il a fallu d'abord songer à grossir le diamètre du foret, après qu'il aurait opéré la première térébration, et à le laisser caché dans l'intérieur du calcul. Alors il inventa son *foret à chemise*, dont voici la description : Une tige d'acier terminée par un fer de lance est recouverte par un tube du même métal fendu en plusieurs branches vers son extrémité vésicale : c'est cette pièce que M. Rigal nomme *chemise du foret*. Elle est combinée avec celui-ci de telle manière que le point le plus élargi du fer de lance lui trace d'abord la voie, et qu'elle n'a pas le moindre effort à supporter tant que le foret pénètre dans le calcul. *Arrivés ensemble dans l'intérieur de la pince, on n'a qu'à retirer à soi la tige du foret pour que sa tête s'engage à la manière d'un coin entre les branches de la chemise, et leur fournisse un point d'ap-*

pui solide à l'intérieur, tandis que leur face postérieure presse fortement contre les parois du trou préalablement pratiqué. Une vis de pression sert à fixer la chemise sur la tige du foret, et retient l'appareil où le chirurgien l'a placé, *de manière à ce que le calcul ne forme ainsi qu'un seul corps avec le foret.*

« *Pour le mettre en mouvement, on ramène peu à peu la pierre contre les branches de la pince destinées à la broyer.* M. Rigal a imaginé un chevalet très ingénieux : *c'est un petit tour en l'air, dont la poupée mobile marche sur une tige carrée qui en forme le support, à l'aide d'un pignon adapté au bas de cette poupée, et qui s'engrène dans une cremaillère taillée à l'intérieur d'une mortaise qui parcourt la longueur de la tige carrée. Ainsi la poupée avance ou recule, selon que l'on tourne la clé du pignon dans un sens ou dans l'autre. Ce mécanisme fort simple, et bien supérieur au ressort à boudin qui détermine le mouvement de translation du lithotriteur de M. Civiale,* donne au chirurgien la conscience de la force qu'il emploie pour percer le calcul.

« *Ce procédé cependant est rarement applicable,* moins à cause de la forme irrégulière des pierres que par leur défaut de résistance à l'action du *foret à chemise*. *Dans les nombreux essais* qu'il tenta, M. Rigal s'aperçut bientôt qu'il était très difficile de fixer le calcul, sans *courir le risque de le briser en éclats;* et c'est en effet ce qui arrive dans la plupart des cas. Il n'hésita pas à tirer parti de cette circonstance, qu'il n'avait pas prévue d'abord.

« En perdant l'avantage de réduire le calcul en poudre, il était donc arrivé à le briser avec une facilité que ne donne aucun autre appareil instrumental. *En effet, à l'inverse des branches de la pince, le foret à chemise tend à faire éclater la pierre par une force qui agit du centre à la circonférence ; et, par un mouvement de ce genre, elle se rompt sans secousse et sans efforts.*

« Partant de ce principe, M. Rigal a fait construire divers *brise-pierres centrifuges*, les uns armés de têtes, les autres susceptibles d'être amenés au dehors de la pince, et d'être remplacés les uns par les autres dans le cours d'une même opération. *On se fait difficilement l'idée de l'efficacité de ces instruments. Une pierre de dix-huit lignes de diamètre est brisée en un instant, et les gros quartiers repris par la pin-*

ce sont comminués de la même manière, ou à l'aide de saxifrages très ingénieux, et dont on doit aussi l'invention au même auteur.

« Si on avait affaire à des pierres tellement volumineuses que l'on eût la crainte de les voir résister au *foret à chemise*, M. Rigal propose de commencer l'opération avec un perforateur dilatable, qui peut percer des trous d'un pouce de diamètre, puis se retirer complétement au dehors de la gaîne, et servir à grossir la pince au-delà de son élasticité naturelle. Cet instrument représente assez bien un parapluie dont les baleines, formées de trois couteaux mobiles, sont relevées par des fourchettes, et vont s'arcbouter contre le bout du foret, maintenu dans sa rectitude par trois étais qui se font équilibre.

« *Quant au moyen de faire agir le perforateur, M. Rigal croit essentiellement utile de remplacer l'archet par un villebrequin à engrenage.* M. Pravatz a adopté un moteur de ce genre, qui ne peut s'appliquer qu'à son appareil; celui de M. Rigal, au contraire, peut être appliqué à toute espèce de fraise.

« *Nous ne terminerons pas cet article sans dire que M. Rigal se sert pour ses opérations d'un lit-pupitre, présentant sous un très pe-*

*lit volume tous les avantages du lit mécanique
de M. Heurteloup. »*

Si on examine soigneusement le procédé que
l'on vient de lire, on y trouve sans doute beaucoup d'imagination, beaucoup d'idées mécaniques, mais pas une idée pratique : en effet, M.
Rigal laisse subsister la pince à trois branches ;
il n'a point cherché à la remplacer par une autre qui ne présenterait pas les mêmes inconvénients, parce que, peut-être, il ne les a pas
compris. Si cette lacune était seule dans le procédé de M. Rigal, nous nous croirions dispensé
de l'analyser, d'après ce que nous avons dit précédemment de la pince à trois branches, et ce
que nous avons encore à en dire. Tout inventeur, tout novateur en lithotritie qui n'aura pas
d'abord changé la forme ou le mécanisme de
cette pince, sera nécessairement resté à côté du
but qu'on doit se proposer, parce que, avec cet
instrument, on est toujours forcé de faire des
morceaux, et c'est précisément ce qu'il faut chercher à éviter. Dans ce but cependant, M. Rigal
se demande « *s'il ne serait pas possible d'attaquer
la pierre de l'extérieur à l'intérieur, de la gratter à la fois sur toutes les faces, et de la diminuer ainsi dans toutes ses dimensions, jus-*

qu'au point où il ne resterait qu'un noyau assez petit pour être ramené au dehors par l'instrument qui aurait travaillé à sa destruction.»
Non, cela n'est pas possible. Meirieu et moi nous y avions pensé, mais nous avons abandonné cette intention impraticable, parce que, d'une part, les calculs urinaires ne sont presque jamais ronds, et qu'il faudrait quelquefois les gratter long-temps avant de les amener à la forme sphérique; parce que, ensuite, avec quelque instrument qu'on les prenne dans la vessie, on n'est jamais sûr de les saisir dans leur sens le plus court, ni de les attaquer dans leur diamètre le plus long; parce que, enfin, le plus souvent ces calculs sont mous, ou trop peu consistants pour résister à la pression excentrique qu'exerce le foret employé pour déterminer le mouvement circulaire ou de rotation. Toutes ces difficultés, toutes ces objections, qu'il est hors du pouvoir de M. Rigal d'éviter et de résoudre, on fait retomber ce médecin dans la classe des lithotritistes qui trouent ou évident les calculs pour en faire ensuite des morceaux. Cette chute renverse tout d'un coup les belles espérances que cet opérateur s'était cru en droit de former, et le force à faire usage de la pince à

trois branches, comme ses prédécesseurs. M. Rigal a déjà renoncé à son projet de corroder la pierre de la circonférence au centre, mais il n'a pas abandonné celui de la faire éclater.

Dans cette intention, M. Rigal a imaginé un foret dont on peut augmenter le volume à l'extrémité, en faisant rentrer dans une espèce de fourreau la mèche qui le précède. M. Rigal nomme cet instrument *foret à chemise*. Il est ingénieusement conçu ; mais nous demandons quels résultats la lithotritie peut retirer de cette invention? que deviennent les morceaux et les éclats que ce médecin s'attache à faire? A-t-il un moyen de les comminuer ou de les extraire facilement de la vessie, sans en laisser? Avec la verve inventive de M. Rigal, nous aurions dirigé nos vues vers un autre but, ou nous nous serions contenté des instruments de nos confrères; d'autant plus que l'idée de faire éclater le calcul avait déjà été émise par M. Leroy d'Étioles et M. Amussat, et que, malgré cela, la lithotritie n'a pas été perfectionnée.

« *Pour le mettre en mouvement, et ramener peu à peu la pierre contre les branches de la vessie destinées à la broyer, M. Rigal a imaginé un chevalet à poupée mobile.* » Que n'a-t-il imaginé de s'en passer? cela eût été préférable. Qui ne voit que tout cet ajoutage est complétement inutile, si on a mal saisi la pierre, si elle n'est pas ronde, si on l'attaque par son petit diamètre, enfin, si elle ne présente pas assez de densité et de résistance pour supporter l'écartement que doit exercer contre elle le foret qui lui sert de pivot? En outre, ce foret centrifuge sera-t-il assez solidement fixé dans la pierre pour la faire tourner? Ne tournera-t-il pas lui-même dans la pierre, et ne l'évidera-t-il pas, comme on le ferait avec la fraise cannelée de M. Amussat?

M. Rigal, pour justifier son intention de faire éclater la pierre, après avoir renoncé à la gruger, dit : *Elle se rompt sans secousse et sans effort.* Cela est vrai; mais M. Rigal ne dit pas que les éclats qui résultent de ce mode de broiement peuvent aller toucher la surface interne de la vessie, et la blesser. Nous reviendrons sur ce danger éminent, lorsque nous parlerons des brise-pierres et des brise-coques.

« Quant au moyen de faire mouvoir son perforateur, *M. Rigal croit que l'archet peut être utilement remplacé par le villebrequin.* » Nous ne partageons point cette opinion : cet agent ro-

tateur employé depuis long-temps dant les arts
est d'une marche trop lente, et ne saurait être
appliqué à la destruction des calculs avec avantage. Cette erreur trouve sa source dans le manque d'usage qu'il a fait de cet instrument, et de
l'insuffisance de ses connaissances positives en lithotritie, ou plutôt de son manque d'expérience
à cet égard. Quand il sera plus avancé dans la
science du broiement, il verra surtout qu'avec
son système d'engrenage, le villebrequin qu'il
propose n'est pas applicable à cette opération.

Enfin, M. Rigal a imaginé un lit en forme
de pupître, dont les principales pièces, dit-il,
sont imitées du nôtre. Cette nouvelle invention
prouve que ce médecin, judicieux autant que
loyal, trouve cet auxiliaire utile ; nous l'en fé-
licitons d'autant plus, que ce lit est aussi confec-
tionné de manière à pouvoir être transporté
en voyage, et partout où la douleur appelle le
chirurgien.

En résumé, les instruments que M. Rigal de
Gaillac destine à la destruction de la pierre dans
la vessie ressemblent à tous ceux qui ont été
inventés jusqu'à ce jour dans le même but. Son
chevalet seul en diffère ; mais, quel que soit le talent mécanique dont son auteur a fait preuve en

l'inventant, nous croyons pouvoir affirmer que cet appareil sera entièrement perdu pour la lithotritie.

Depuis la rédaction de ce qui précède, M. Rigal a publié son livre (1). On y trouve une foule de détails intéressants pour celui qui veut étudier la lithotritie, et bien connaître cette opération. Il donne un aperçu des nombreuses difficultés qu'il y a à la pratiquer, lors même qu'on a fait choix de la méthode la mieux combinée ; il dit aussi ce qui reste à faire encore pour la perfectionner ; enfin ce médecin fait, sans le vouloir, la critique de toutes les méthodes existantes, par conséquent de la sienne propre.

M. Rigal est, parmi les médecins qui s'occupent de la lithotritie, l'un de ceux qui la connaissent le mieux. Dans la partie de son travail qui traite du *cathétérisme rectiligne*, il se fait à lui-même ces questions : « *Quelques précautions que l'on prenne, peut-on empêcher l'extrémité vésicale d'une sonde droite de butter contre la paroi inférieure du canal de l'urèthre dans sa*

____

(1) *De la destruction mécanique de la pierre dans la vessie.* — Paris, 1850, in-8.

portion postéro-périnéale? Ne doit-on pas de toute nécessité froisser plus ou moins le verumontanum? Ne court-on pas le risque de faire une fausse route? N'existe-t-il pas des individus chez lesquels il est impossible d'introduire une sonde droite, soit à cause de la sensibilité excessive du canal de l'urèthre, dont on contrarie la disposition naturelle, soit à cause d'une courbure trop prononcée pour ne pas présenter un obstacle insurmontable. » Il est remarquable qu'après s'être posé ces questions, et avoir si bien senti les inconvénients que nous venons de tracer, M. Rigal propose, pour les éviter, précisément le moyen le plus propre à les déterminer. Ce médecin fait usage, pour redresser le canal de l'urèthre, d'un mandrin droit dont le quart antérieur est terminé par un écrou. On introduit d'abord dans la vessie une sonde de gomme élastique ordinaire avec un mandrin courbe. Cette sonde est munie intérieurement, dans son quart antérieur, d'un pas de vis, en forme de ressort de bretelles, fait avec un fil métallique recuit ; après avoir placé cette sonde dans l'urèthre, on remplace le mandrin courbe par le mandrin droit, et on tourne celui-ci avec la manivelle jusqu'à ce qu'il soit arrivé à l'extrémité du pas de vis. M. Leroy a adopté aussi ce moyen, et de plus il en fait usage pour comprimer le lobe antérieur de la glande prostate, qu'il croit être une des causes les plus fréquentes des retentions d'urine par paralysie de la vessie. Dans une lettre que nous avons adressée à l'Académie des sciences le 8 février dernier, nous avons combattu ce que cette assertion pouvait avoir de trop général ou d'exagéré. Nous avons dit qu'en effet le gonflement du lobe antérieur de la glande prostate était quelquefois une cause de retention d'urine par ce qu'on appelle paralysie de la vessie; mais que c'était dans la minorité des cas, et que d'ailleurs cette affection dépendait bien plus souvent du peu de contractilité des fibres du corps de cet organe, relativement à la contractilité des fibres de son col, que de toute autre cause. Nous avons dit en outre que, lors même que le gonflement de la glande prostate existe dans les paralysies de la vessie, la sonde droite proposée par M. Leroy n'agit pas seulement en repoussant en arrière ce lobe gonflé, mais encore en surmontant mécaniquement la résistance des fibres du col de la poche urinaire, et surtout en excitant la contraction des fibres

de son corps, et en l'invitant à se contracter.
Cet avantage est partagé par toutes les sondes, et
tous les praticiens, sans avoir les théories de M.
Leroy, ont obtenu cet effet de leur application.
La sonde à redresser de ce médecin a même
l'inconvénient d'être d'une introduction douloureuse. Nous avons maintenant sous les yeux un
homme sur lequel elle a été mis en usage : ce
malade nous dit qu'à chaque fois il a beaucoup
souffert. Il existe actuellement chez cet individu
un abcès énorme dans le scrotum, où les testicules semblent flotter dans un déluge de pus ;
sa vie nous paraît en danger (1). Nous ne concevons pas comment ces deux médecins très instruits ont proposé un moyen aussi évidemment
déraisonnable pour redresser le canal de l'urèthre. Comment en effet ces hommes habiles ne
se sont-ils pas aperçus que par leur procédé on
n'obtient que de vive force et par la puissance
incalculable d'un écrou ce qu'ils n'auraient certainement pas osé tenté d'obtenir en poussant
le mandrin directement. Il est facile de compren-

---

(1) Nous avons appris, depuis, que cet homme était mort ;
à l'autopsie on a trouvé le canal de l'urèthre altéré dans
le tiers postérieur de son étendue.

dre, pour qui veut y réfléchir, que cet instrument butte à chaque instant contre la courbure
de l'urèthre, et qu'il ne peut surmonter l'obstacle qui s'oppose à sa marche qu'en froissant,
qu'en violentant, en contondant les parties sur
lesquelles il passe. Nous avons proposé une
sonde avec un mandrin particulier pour éviter
ces inconvénients, et remplir cependant les in-
dications signalées par M. Rigal; nous le ferons
connaître un peu plus loin. M. Pravatz a également proposé, le 2 mars dernier, à l'Académie de médecine, un autre moyen dans le même but, c'est-à-dire celui de faire parvenir dans
la vessie un instrument droit qui n'aurait pu y
parvenir en raison de la courbure de l'urèthre:
ce procédé consiste à placer dans ce conduit,
à l'aide d'un mandrin courbe, une sonde de
gomme élastique ordinaire; cette sonde est ouverte par les deux bouts; on remplace le mandrin
par l'instrument lithotriteur, et, en poussant en
spirale, on peut, à ce qu'il paraît, faire pénétrer
celui-ci jusque dans la vessie sans obstacle. Il
nous paraît à craindre que, pour mettre cette
sonde en usage, on ne soit forcé de distendre
considérablement le canal, ou bien de se servir
d'un instrument très petit.

M. Rigal passe en revue, dans son ouvrage, les divers procédés qui ont été employés jusqu'à ce jour pour le broiement de la pierre ; il blâme la térébration successive de ce corps ; il manifeste son incrédulité sur le succès des moyens proposés pour leur évidement, et il finit par témoigner son inquiétude sur le sort des fragments que l'on fait par ces deux méthodes. A cette occasion, il parle de notre procédé, que nous lui avons montré, et il dit « *qu'il tarde à son impatience de voir se réaliser les espérances que nous sommes en droit de former à cet égard.* » Ensuite M. Rigal arrive à la description du procédé qui lui est propre ; il reproduit ce que nous avons emprunté nous-même à *la Lancette ;* enfin il dit comment il a été conduit à l'invention des instruments suivants, qui constituent son appareil :

1° Un tour ou chevalet destiné à soutenir la pince à trois branches ordinaire, et son perforateur ; il peut servir, assure M. Rigal, « *à gruger la pierre, en la ramenant contre les branches de la pince, après l'avoir emmanché sur un foret particulier* (1) ; »

---

(1) Voyez la planche 5, fig. j.

12

2° Un villebrequin à engrenage, destiné à mettre la fraise en mouvement (1);

3° Un *foret à chemise*, appelé par son auteur *brise-pierre centrifuge*; il brise la pierre en éclats (2);

4° Un foret dit *à couteaux* (3);

5° Divers brise-pierres droits ou courbes (4);

6° Enfin un *lit-pupitre* (5).

Nous avons déjà dit ce que nous pensons de l'usage des tours et des chevalets, en parlant de celui de M. Civiale et de M. Amussat. Celui de M. Rigal diffère de ceux-ci, il est vrai, mais, malgré cela, il ne nous paraît pas devoir être plus utile. Car, s'il était démontré que l'on pût corroder le calcul avec les branches de la pince, le gruger comme le veut aujourd'hui M. Rigal, après Meirieu (6), nous ne balancerions pas à

---

(1) Voyez la planche 5, fig. ij.
(2) Voyez la planche 5, fig. iij.
(3) Voyez la planche 5, fig. iiij.
(4) Voyez la planche 5, fig. v.
(5) Voyez la planche 5, fig. vj.

(6) Nous avons vu entre les mains de Meirieu des débris des instruments qu'il fabriquait dans cette intention.

adopter le chevalet de ce chirurgien, attendu qu'il nous paraît convenablement disposé pour tenir l'instrument à la main, pour faire mouvoir la fraise, et diriger la pression de celle-ci selon la densité de la pierre. Les différentes pièces de ce tour sont bien proportionnées; le mécanisme en est simple, ingénieux, et la marche en est facile.

Nous nous sommes également expliqué sur l'emploi que l'on peut faire du villebrequin de M. Rigal, en parlant du système d'engrenage de M. Pravatz; nous pouvons espérer, d'après les modifications importantes que nous avons fait subir, pouvoir l'appliquer avec avantage à la lithotritie.

Les *forets à chemise* font des morceaux. Ceux-ci résultent inévitablement de la manière d'agir de cet instrument : aussi, à cela près de leur mécanisme, qui est fort ingénieux, ces agents perforateurs ne seront jamais utiles dans le broiement, si ce n'est pour diviser les calculs retenus dans l'urèthre.

Le foret dit *à couteaux* a pour usage d'évider le calcul. M. Rigal s'est prononcé sur cette méthode; son opinion nous dispense de nous y arrêter plus long-temps, et prouve bien également que c'est en désespoir de cause que lui-même y a eu recours.

Les divers brise-pierres de M. Rigal lui ont été suggérés par nos instruments, que nous lui avons montré; le fil qui passe dans chacune des branches est destiné à tirer *à la remorque*, en cas qu'elles cassent.

Quant au lit-pupître de ce médecin, M. Rigal n'y avait pas pensé avant son arrivée à Paris, et avant d'avoir vu le nôtre. Ce moyen semble plutôt destiné à signaler la facilité d'invention de M. Rigal qu'à être employé dans l'opération de la lithotritie. Les différentes pièces qui le composent sont faibles et légèrement réunies ensemble; le malade n'est pas en sûreté quand il est placé dessus, et les instruments peuvent se déplacer.

Enfin, M. Rigal termine son travail par ce dilemme : « De deux choses l'une, dit-il : ou l'on « parviendra à réduire *la pierre en poudre*, quel-« le que soit sa forme, et c'est le but vers lequel se « dirigent, sur les traces de Meirieu, MM. Tan-« chou et Récamier; ou, ce qui est plus proba-« ble, on retombera dans la nécessité de pro-« duire des fragments. Je dis qu'alors le meil-« leur procédé sera celui qui brisera le calcul. »

Non : par tous les motifs que nous avons déjà
tant de fois répétés ; la solution du problème
proposé par M. Rigal est complète, comme on
le verra quand nous parlerons de notre méthode. Quant à M. Récamier, il ne s'occupe de la
lithotritie que parce qu'il faut un aliment à son
bouillant génie ; cependant, en raison des nombreux objets que son esprit embrasse, cet étonnant médecin est resté en route.

Là finit ce que nous avons à dire des méthodes de lithotritie qui ont pour base la pince
à trois branches. Nous pouvons affirmer que,
tant que cet instrument subsistera, on ne parviendra jamais à perfectionner l'opération du
broiement ; la forme de cette pince, ses dispositions et sa manière d'agir, tout s'oppose chez
elle à des améliorations ultérieures ; et nous ne
craignons pas d'ajouter que, dans la plupart des
cas, autant vaudrait livrer un calculeux aux
chances périlleuses de la lithotomie que de le
lithotritier avec les pinces ; c'est au reste ce dont
il ne sera plus permis de douter, quand on aura
lu le chapitre suivant.

DE LA PINCE A TROIS BRANCHES.

Cette pince étant la base fondamentale de toutes les méthodes de lithotritie, nous avons dû en traiter en particulier dans un article spécial. D'ailleurs, en discutant séparément les avantages et les inconvénients de cette pièce importante, nous mettrons l'observateur à même de juger par lui-même si elle serait encore susceptible de perfectionnements, ou bien s'il doit l'abandonner pour en choisir une meilleure.

Si on voulait évoquer l'origine de la pince à trois branches, pour prouver que la lithotritie n'est pas une invention nouvelle, on le pourrait jusqu'à un certain point; d'autant plus que dans cet instrument se trouvent à la fois la sonde droite, que l'on a dit avoir été connue des anciens, et le moyen de préhension, si nécessaire

à cette opération. Il est de fait que Sanctorius,
dans son ouvrage (1), décrit un instrument à
trois branches destiné à saisir des calculs dans
l'urèthre ou dans la vessie même. Sanctorius se
servait de cet instrument comme nous nous servons aujourd'hui de la pince *litholabe* ou *lithoprione*. Il l'introduisait fermé dans la poche
urinaire ; et quand il ne rencontrait pas le calcul, il l'aspirait pour ainsi dire, faisant le vide
à son entrée avec une seringue ou un siphon :
*Si vero accideret quod urinæ impetus non ferret
lapillum ad tricipitis sinum, cum siphone
per vim rami attrahetur, in femina promptius,
quia breviori syringa eadem fieri possent* (2).
Cette même idée, comme on a pu le voir, a été
récemment reproduite par M. Heurteloup.

Severinus parle d'une pince semblable dont
se servait Germanus (3) ; mais, pour celle-ci,
aucun fait ne prouve qu'elle ait été mise en
usage.

---

(1) *Commentaria in primam fin. primi libri Commenis
Avicennæ.* Venet. 1626.

(2) Ouvrage cité.

(3) Severinus, *de efficaci medecina.*

Le quadruple vésical de Franco a aussi beaucoup d'analogie avec quelques instruments à
quatre branches récemment proposés pour la
lithotritie. Cet instrument avait l'inconvénient
de n'avoir d'autre moyen de saisir la pierre et
de la fixer que la résistance que lui opposait le
col de la vessie quand on le retirait. Ce vice ca-
pital l'a fait abandonner.

De tous les instruments de nos devanciers,
le tire-balle d'Alphonse Ferri est celui qui présente le plus de ressemblance avec la pince *litholabe* ou *lithoprione* de M. Civiale et de M.
Leroy. On peut dire en effet que c'est le même
instrument. Comme la pince de M. Leroy, celle
du chirurgien dont nous parlons, et qui vivait au
XVIe siècle, résulte d'un tube unique séparé en
trois divisions; chacune d'elles se termine par
un bout recourbé ou évidé en forme de cuillè-
re; le tout renfermé dans un autre tube, ou tube
principal, est maintenu en place par une vis de
pression. On remarque encore à l'instrument
d'Alphonse Ferri une vis de rappel, destinée à
en faire fermer les branches, comme on le pratique aujourd'hui avec la main aux instruments
lithotriteurs. Enfin il ne manquait à la pince
de cet ancien opérateur de Naples et de Rome

qu'un simple perforateur ou foret, pour ressembler entièrement à la pince litholabe ou lithoprione de M. Leroy, de M. Civiale et des autres chirurgiens modernes.

Le *tire-balle* d'Alphonse Ferri a été imaginé pour extraire des projectiles, comme son nom l'indique. Si, au contraire, son auteur eût eu en vue d'extraire et de comminuer les calculs de la vessie, la lithotritie eût existé beaucoup plus tôt, et nous n'aurions plus aujourd'hui qu'à la perfectionner ; par conséquent elle serait plus avancée. Mais il a fallu plus de deux siècles pour trouver cette application, qui paraît d'abord si simple (1).

Considérée en elle-même, la pince à trois branches est un levier du second genre, dont la puissance est à l'extrémité manuelle de cet instrument, le point d'appui à l'endroit qui répond à l'entrée du tube qui les renferme, et la résistance au bout des branches qui le constituent. D'après cette disposition on conçoit qu'il faut

---

(1) Il est à remarquer que, dans nos armées, on ne se servait jamais du *tire-balle* d'Alphonse Ferri, mais bien de celui de Percy, qui est beaucoup plus imparfait.

une grande solidité dans chacun des bras de
leviers représentés par ces branches, pour résister aux efforts qu'il exerce sur elle dans le service qui leur est confié. D'un autre côté, il faut
également une grande force de résistance de la
part du collet du tube principal : autrement il
ne pourrait supporter les efforts qu'il faut exercer pour fixer une pierre entre les mors de cette
pince. On a vu quelquefois la virole qui termine
ce tube se rompre dans cette circonstance (1),
le col de la vessie et le canal de l'urèthre être dé-
chirés en retirant cet instrument hors de la vessie ; on en possède plusieurs exemples. Pendant
ces efforts une ou plusieurs branches de cette
pince peuvent se rompre (2), si elles sont trempées trop dur ; elles peuvent aussi être forcées
à se plier, si la trempe est trop molle, s'écarter
ainsi de l'axe de l'instrument, et devenir par là
tout-à-fait impropres à garder la pierre que l'on
a saisie. Nous ne citerons qu'un exemple du premier accident, parce que les autres n'ont pas été
publiés. Quant à la direction vicieuse que pren-

____

(1) Voyez la planche 6, fig. i.
(2) Voyez la planche 6, fig. ij.

nent souvent les branches de la pince à trois
branches, ce fait est avoué par la plupart des médecins lithotritistes. M. Hervez de Chégoin, rapporte le fait suivant à l'Académie de médecine,
dans la séance du 3 août dernier (section de chirurgie). « Un malade, dit-il, fut soumis à la lithotritie : pendant cette opération une des branches de la pince cassa, et on fut obligé de pratiquer l'opération de la taille immédiatement
pour l'extraire ainsi que le calcul. L'individu
succomba quelques jours après. »

Les inconvénients que nous venons de signaler ne sont pas les seuls que nous ayons à reprocher à la pince de nos compétiteurs. Si ses branches sont trop faibles ou faites d'un acier trop
mou, enfin, si elles sont trop élastiques, elles
ne peuvent garder le calcul, elles s'ouvrent d'elles-mêmes quand on cherche à les faire rentrer
dans le tube (1); et, malgré l'opérateur, et sans
même qu'il en ait conscience, le calcul s'échappe.
Il doit aller le rechercher, ou plutôt changer
d'instrument pour le reprendre. Dans tous les
cas l'opération est longue, difficile, et souvent

____

(1) Voyez la planche 6, fig. iv.

même l'opérateur termine la séance sans avoir rien fait. Les branches de la pince à trois branches peuvent encore être trempées dures : nous avons dit ce qu'il peut arriver alors. Quelquefois elles sont trop épaisses et trop roides : dans ce cas, il faut employer les plus grands efforts pour les manœuvrer, et les malades peuvent être blessés.

Le système d'après lequel la pince à trois branches est établie est donc vicieux et défectueux par lui-même, parce que, nous l'avons dit, la force qui est destinée à retenir la pierre agit en-deçà de ce corps, tandis qu'il faudrait qu'elle agit au-delà. Les imperfections de cet instrument sont évidentes pour tout le monde, et les accidents qui en sont la conséquence sont arrivés entre les mains des meilleurs opérateurs. Outre cela, la pince à trois branches, qui est, dans la plupart des méthodes, munie d'une fraise à tête, est quelquefois tellement disposée que l'opérateur croit souvent tenir le calcul, quoiqu'il ne tienne rien. M. Dupuytren a raconté, il y a quelque temps, le fait suivant à sa Clinique : « Un homme est soumis à la lithotritie successivement par plusieurs opérateurs : tous déclarent non seulement avoir saisi la pierre , mais encore l'avoir perforée de plusieurs trous. Le 14 août dernier, ce malade a été opéré par nous ; nous lui avons retiré deux calculs : aucun d'eux n'avait été entamé. »

Ce fait n'est pas le seul que nous pourrions citer à l'appui de notre opinion sur la pince à trois branches; les efforts que l'on fait depuis quelque temps pour en imaginer une autre attestent d'ailleurs que l'on commence à en reconnaître les défauts. La pierre, avons-nous dit, est souvent mal saisie avec la pince à trois branches : en effet , elle peut l'être par l'extrémité de ses mors, ou seulement par deux de ses branches ; une de celles-ci peut encore s'introduire dans l'un des trous déjà faits (1). Il peut encore arriver que, prenant toujours le calcul dans le même sens, après plusieurs séances on ne soit pas plus avancé. En voici une preuve :

Un homme portait une pierre très volumineuse dans la vessie ; il est soumis à la lithotritie par plusieurs opérateurs : aucun d'eux ne peut achever le broiement, ni débarrasser ce malade de ses souffrances. Il fut taillé par M.

____

(1) Voyez la planche 6, fig. iv.

Hervez de Chégoin, qui lui retira un calcul plus gros qu'un œuf de poule, et sur lequel les instruments lithotriteurs n'avaient cependant fait qu'un trou, malgré les nombreuses séances que l'individu avait eues à supporter.

Nous avons dit encore que les calculs passent souvent entre les divisions de la pince à trois branches, qu'on les manque souvent, ou bien enfin qu'ils sont difficilement gardés quand on les a saisis. Ces faits sont attestés par un grand nombre de preuves. Ces inconvénients sont in-hérents à l'instrument qui nous occupe et en sont inséparables ; le point d'appui sur lequel l'opéra-teur se fonde pour retenir le calcul se trouvant en-deçà de ce corps, celui-ci a toujours la plus grande tendance à s'échapper des mors de la pince ; d'autant plus que le foret ou perforateur qu'il faut employer pour corroder la pierre agit dans le même sens et seconde encore cette dis-position. Nous avons vu, dans un hôpital, pres-que tous ces inconvénients se présenter chez un même malade. Le calcul a été manqué ou mal saisi plusieurs fois de suite dans la même séance; une seule fois il a paru bien pris et solidement fixé; l'opérateur voulut alors le tarauder. Pour cela il approcha doucement la pointe du foret de la pierre ; mais au premier coup d'archet le corps étranger s'échappa. On chercha de nouveau à le reprendre, on le manqua souvent, et quand on parvint à le saisir, ce que nous venons de signaler arriva encore. Ce malade fut renvoyé à son lit sans avoir été opéré ; il est ensuite sorti de cet hôpital sans être guéri (1). Les revers que nous signalons arrivent fréquemment dans la pratique particulière des médecins lithotritistes, sans que les malades, ni les assistants, fussent-ils même médecins, s'en doutent. On leur dit que la vessie est trop sensible, que le calcul ne peut être saisi, ou bien qu'on a fait déjà plusieurs trous au calcul, et qu'il faut ajourner le reste de l'opération à une autre séance, etc. Toutes les incertitudes et tous les désagréments que nous reprochons à la pince à trois branches attestent

---

(1) Nous apprenons à l'instant, par un témoin oculaire, que M. Wackmann, de Vienne, a saisi plus de *cent fois* (c'est son expression), en vingt-huit ou trente séances, avec les instruments ordinaires, un calcul ou des fragments sur le même individu, dans l'espace de quatre mois. Le médecin qui nous raconte ce fait a quitté la capitale de l'Autriche, avant que ce malade fut complétement débarrassé.

l'impuissance et l'imperfection de cet instrument, sur lequel nous ne voulons pas nous arrêter plus long-temps. Nous ne voulons pas rappeler non plus l'obligation qu'elle impose à l'opérateur de faire des morceaux, la difficulté que l'on éprouve à les saisir, la possibilité qu'il y a d'en oublier, de pincer la vessie, etc.

Nous ne voulons cependant pas proscrire entièrement cette pince. Nous croyons qu'elle peut être utile dans quelques cas particuliers, par exemple quand le calcul est mou, petit ou très friable. Ces cas sont rares, il est vrai, mais nous n'en devons pas moins les indiquer, et signaler à la reconnaissance publique ceux qui l'ont imaginée, comme ayant préludé dans cette découverte à des améliorations dont la science et l'humanité leur tiendront toujours compte. Quand les calculs sont durs, quoique petits, nous croyons prudent de s'abstenir de la pince à trois branches, attendu que les fragments qui peuvent résulter du broiement peuvent être gros ou anguleux. Dans le premier cas ils ne pourraient passer par le canal de l'urèthre; dans le second la vessie pourrait être offensée, ou ce conduit déchiré.

DES FRAISES,
FORETS OU PERFORATEURS.

Les fraises, forets ou perforateurs, sont cette pièce de l'instrument lithotriteur qui est employée pour trouer, pour corroder, pour évider la pierre ; c'est en quelque sorte un instrument à part. Il y en a de trois espèces : les forets simples, les fraises à tête, et les fraises à ailes simples ou doubles. Les forets simples ont été imaginés par les premiers auteurs de la lithotritie, qui, prenant pour exemple ce qui se pratique journellement dans les arts mécaniques pour perforer ou tarauder les pierres les plus dures, ont cru pouvoir l'appliquer à celles qui sont contenues dans la vessie. Ces instruments consistent dans une tige d'acier trempé, aplatie à son extrémité, et taillée en biseau, en sens inverse, en laissant au milieu un point de centre pour lui servir de pivot : c'est ce qu'on appelle *la mèche.* Mis en usage, ce foret fait seulement un trou à la pierre, lequel ne peut avoir dans toute son étendue que le diamètre de l'agent mécanique qui a servi à le former. Cette manière de procéder à la destruction des calculs suppose toujours un autre instrument destiné à les rompre ou à les évider. Ces perforateurs ne sont plus guère employés dans leur état de simplicité.

M. Leroy d'Étioles, et après lui M. Heurteloup, ont voulu que ces perforateurs fussent coudés ou articulés à leur extrémité. Alors, avec ceux-ci on fait un trou à la pierre, puis, à l'aide d'un mécanisme particulier, on l'évide jusqu'à ce qu'elle se rompe ou qu'elle soit réduite à une coque mince. Dans tous les cas, on termine l'opération, comme quand on fait usage du foret ordinaire, en brisant cette pierre ou cette coque, en la comminuant en morceaux assez petits pour qu'ils puissent passer par le canal de l'urèthre, et sur lesquels on revient jusqu'à ce qu'ils soient tous expulsés.

Les forets simples, coudés ou articulés, peuvent s'introduire dans la pince par son extrémité libre ou extérieure. Cette disposition donne l'avantage à l'opérateur de pouvoir injecter de l'eau dans la vessie pour la distendre, ou pour remplacer celle qui se serait écoulée pendant l'opération.

La seconde espèce de perforateur est la fraise à tête, adoptée de prime abord par M. Civiale, et modifiée depuis par M. Leroy et M. Rigal. C'est une espèce de tige ou foret ordinaire, qui se termine par un renflement ; cette fraise est hérissée de pointes et d'aspérités à sa base et à sa circonférence. On l'introduit dans le tube de la pince par l'extrémité qui forme les branches, on le met en mouvement avec l'archet, et on le pousse avec la main, ou au moyen d'un ressort à boudin. Cette fraise a encore sur le foret simple l'avantage de faire à la pierre un trou plus grand, surtout si elle est excentrique, c'est-à-dire s'il s'élève de l'un des points de la circonférence de sa base un pivot, qui lui permet de parcourir une plus large surface du calcul, et par conséquent de l'user et le détruire dans une plus grande étendue. Ce moyen destructeur a aussi des inconvénients, qui sont : 1° de ne pas permettre à l'opérateur de renouveler l'eau qui s'écoule pendant l'opération ; 2° d'être d'une manœuvre difficile ; 3° de s'opposer souvent à ce que les branches de la pince puissent être fermées ou qu'elles se rapprochent assez pour saisir et embrasser le calcul. M. Heurteloup a essayé de remédier au premier défaut en faisant pratiquer sur l'un des côtés de la pince une rainure qui permet de faire passer de l'eau dans la vessie. M. Amussat a cherché aussi à atteindre le même but en faisant creuser un petit trou qui règne dans toute la longueur de la tige ou queue de cette fraise; mais ce moyen reste souvent sans effet, attendu que le détritus ou la boue qui résulte de la destruction du calcul bouche les petits trous pratiqués sur la tête de la fraise, qui sont la terminaison du canal central dont nous venons de parler. Quant aux difficultés que cette fraise apporte aux manœuvres de la pince à trois branches, il est évident que le renflement de cet instrument doit se trouver pris souvent dans le sommet du cône formé par la réunion des branches, et en imposer ainsi à l'opérateur sur la question de savoir s'il a saisi le calcul ou non, et s'il est embrassé convenablement pour pouvoir supporter la pression nécessaire pour pratiquer le broiement. L'entrave que cette tête met à ce que ces pinces soient fermées est encore un inconvénient plus grand. Un habile praticien de Londres voulut pratiquer la lithotritie; mais, pendant l'opération, ne pouvant réussir à saisir la pierre, il voulut retirer l'instrument lithotriteur : il ne put y parvenir. Il commençait à s'inquiéter beaucoup; il songeait même déjà à pratiquer la taille hypogastrique pour débarrasser le malade, quand le docteur Pecchioli, présent à l'opération, et qui nous a raconté ce fait, pensa que la difficulté pouvait provenir de la présence de la tête à fraise entre les branches de la pince. En effet, on dégagea celle-ci, et l'instrument put être fermé entièrement, et retiré ensuite au dehors. Chez un enfant dernièrement opéré à l'hôpital Beaujon, après avoir pris et perforé trois fois le calcul avec beaucoup d'adresse, l'opérateur éprouva les plus grandes difficultés. Il perdait déjà la tête, le malade poussait les hauts cris, quand un des assistants crut reconnaître la cause de ce qui se passait; il l'indiqua, et, après une demi-heure, on parvint à dégager les pinces et les à amener au dehors, mais non sans peine et sans danger pour le malade : car depuis lors il conserve une telle susceptibilité de la vessie, que toute tentative de broiement est désormais impossible; on se dispose à le tailler. Ces faits, ainsi que plusieurs autres que nous pourrions rapporter, prouvent que les instruments lithotriteurs en général sont difficiles à manier, qu'il est nécessaire de les bien connaître avant d'opérer; enfin, que la pince à trois branches, munie surtout de la fraise à tête, cache des inconvénients qu'il est difficile de prévoir, par conséquent d'éviter, et auxquels cependant il est de plus en plus urgent de porter remède. Nous pensons pourtant que la fraise à tête peut être quelquefois utilement employée : d'abord pour faire à la pierre un trou plus grand que ne le fait le foret simple, ensuite pour servir à distendre et à maintenir écartées les branches de la pince à trois branches, pendant les recherches multipliées que l'usage de cet instrument nécessite dans la vessie, pour saisir le calcul.

Quand on veut faire usage de cet instrument, il faut le faire descendre graduellement jusqu'à ce qu'il touche le calcul, et au fur et à mesure qu'on le serre avec les branches de la pince : car, si on allait trop vite, il pourrait s'échapper et se soustraire à la puissance destinée à le fixer. Ces manœuvres sont généralement lentes, prolongent l'opération, l'anxiété du malade, et l'incertitude du médecin. Malgré cela, si nous devions faire usage de la pince à trois branches, nous adopterions volontiers la fraise à tête, surtout depuis qu'elle a été modifiée par M. Leroy, attendu qu'elle fait à la pierre un trou plus grand et plus évidé que celui pratiqué avec le foret simple et avec la fraise de M. Civiale.

Des fraises à ailes. — Ce sont presque toujours des forets simples, auxquels on a ajouté une pièce latérale, mobile, et qui, en s'écartant de la pièce principale, sert à gruger et à corroder le calcul. Nous avons fait exécuter le premier cet instrument par M. Charrière (1), pour être adapté à nos pinces à branches multiples; mais nous y avons presque aussitôt renoncé, parce qu'en tournant il imprime au calcul des mouvements de devers ou de rotation trop violents, qui peuvent le faire échapper des branches de la pince; ou bien encore celles-ci peuvent se cas-

---

(1) Ce coutelier distingué, dont il n'est plus nécessaire d'indiquer la demeure, a droit à des éloges. C'est un homme probe et intelligent, très propre à seconder les intentions des chirurgiens dans tout ce que l'art de guérir emprunte à la mécanique, et, de plus, absolument incapable de trahir un secret.

ser; enfin ce foret offre beaucoup d'inconvénients, quoiqu'il soit généralement adopté. On
l'attribue à M. Pecchioli, chirurgien du duc de
Parme; c'est à tort. Cette invention nous appartient. Cet instrument se compose d'une tige
d'acier creuse, ordinaire, séparée à l'une de ses
extrémités en deux portions, dont l'une lui sert
de pivot ou de point de centre, tandis que l'autre, qui s'articule avec celle-ci, s'éloigne à volonté de l'axe de cette fraise, à l'aide d'une vis de
rappel placée à son extrémité opposée. Cette
pièce mobile est aussi un levier du deuxième genre, dont l'action destructive s'exerce sur une
surface d'autant plus grande que le bras de ce
levier est plus long. Nous avons dit que cet instrument pouvait être rompu dans les secousses
contraires que lui imprime l'archet; que sa branche peut s'accrocher dans celles de la pince, et
se trouver entravée dans sa marche circulaire;
de plus, qu'elle communique à tout l'appareil un
mouvement de torsion qui est nuisible à l'opération, et qui peut être douloureux et même
dangereux pour le malade. Nous ajouterons encore que l'action de cet agent destructeur est
lente, et qu'il agit seulement en trouant et en
perforant le calcul. Dans ce but, il vaudrait au-

tant, pour l'atteindre, faire usage du foret courbe de M. Leroy, de l'échopeur de M. Heurteloup, ou mieux encore peut-être de la pince à
évidement de M. Amussat. Dans l'intention
d'éviter tous ces inconvénients, nous avons imaginé une fraise ou foret à deux branches, dont
nous parlerons plus loin.

En résumé, le perforateur à une seule aile
est une modification nouvelle, qui ne nous paraît pas devoir être utile à la lithotritie; et, quoique cette invention soit la nôtre, cela ne nous
empêche pas de dire qu'elle est mauvaise. M.
Leroy a voulu la remplacer par une fraise à tête
qui a deux ailes (1); mais celle-ci manque d'un
point de centre, et ce défaut doit à lui seul la
faire rejeter, parce que les ailes de centre peuvent
s'accrocher dans les branches de la pince, parce qu'enfin elles peuvent se rompre par l'effet du
mouvement en sens opposé que lui imprime
l'archet. M. Leroy se sert de cette fraise pour
faire d'abord un simple trou à la pierre; puis il
en fait saillir les deux ailes accessoires, pour
agrandir ce trou. Enfin il gruge la pierre du

----

(1) Pl. 4, fig. viij.

centre à la circonférence : par conséquent il retombe dans l'inconvénient que nous avons déjà tant de fois signalé, et sur lequel nous ne nous arrêterons pas davantage.

M. Heurteloup avait cru aussi perfectionner le perforateur simple en inventant son *échopeur*, c'est-à-dire en faisant couder un foret simple, à un pouce ou quinze lignes de sa pointe, à l'aide d'un mécanisme caché dans l'intérieur du tube qui lui sert de tige. Ce dernier instrument, après avoir agi à la manière du foret simple, agit ensuite en évidant le calcul du centre à la périphérie. De tous les instruments proposés pour pratiquer l'évidement, celui-ci nous paraît le plus imparfait : d'abord il manque d'un point de centre, comme la fraise de M. Leroy; en outre il exerce sur la pierre une pression excentrique très redoutable, qui la fait souvent éclater; enfin il imprime à la totalité de l'instrument le mouvement de rotation dont nous avons parlé, qui peut faire casser les branches de la pince, ou exposer à d'autres dangers. Dans tous les cas, il agit en fouettant; et, s'il mord trop sur le calcul, il ne peut pas tourner, ou bien celui-ci tourne avec lui dans l'intérieur des branches de la pince. De toute manière, cet instrument nous parait imparfait, et nous ne saurions lui donner notre approbation.

M. Heurteloup a aussi tout récemment proposé une nouvelle fraise qu'il appelle *à virgule*, pivot excentrique qu'elle présente. Celle-ci est absolument semblable à celle de M. Civiale, dont nous avons parlé, avec cette différence cependant que l'éperon qui s'élève de l'un des points de la circonférence de sa base est mobile, et sort à la volonté de l'opérateur, de manière à pouvoir corroder le calcul sur une plus large surface. Cette modification ne présentant aucun avantage sur les forets ordinaires ou les fraises à ailes simples ou doubles, nous confondrons ces instruments avec les autres dans la critique que nous pourrions en faire (1).

Voici d'ailleurs les reproches que nous croyons pouvoir adresser à ce nouveau perforateur : d'abord il agit en fouettant, par conséquent sa mar-

______

(1) Nous avions d'abord eu l'intention de publier les dessins des instruments de M. Heurteloup, comme nous le faisons pour ceux des autres opérateurs ; mais ensuite nous avons pensé qu'il ne nous était pas permis de faire connaître ce que ce médecin semble vouloir tenir caché. M. Heurteloup n'a donné les dessins de ses instruments nulle part.

che destructive est incertaine et vacillante ; avec lui on attaque le calcul du centre à la circonfé-rence, ce qui le fait ressembler à tous les autres forets que nous avons examinés jusqu'ici. Enfin cette virgule, sur laquelle M. Heurteloup fonde tant d'espérances, est précisément le mauvais côté de cet instrument : cette saillie excentrique, devant toujours dépasser les dents de la fraise qui le supporte, fait souvent éclater la pierre avant même qu'elle ne soit entamée par les as-pérités qui devaient la broyer. Dans tous les cas, cette nouvelle production de M. Heurte-loup restera sans doute, comme beaucoup d'au-tres, sans application utile.

C'est ici le lieu de parler de la *fraise à évide-ment* de M. Amussat ; d'autant plus que ce chi-rurgien dit qu'avec cet instrument on peut détruire le calcul entièrement. Nous ne revien-drons pas sur ce que cette expression a d'exagéré, pour ne pas dire de ridicule ; seulement nous ferons remarquer que la fraise de M. Amussat n'est autre chose qu'un perforateur ordinaire, dont l'extrémité vésicale s'ouvre en deux por-tions de cylindre cannelées dans la moitié de leur étendue ; elles s'écartent l'une de l'autre à l'aide d'une traverse à bascule que fait marcher

une vis de rappel placée à l'extrémité, que nous
appellerons extérieure de cette tige. Dans leur
plus grand degré d'écartement, ces deux branches forment une espèce de V, dont la base est
d'autant plus ouverte que la traverse qui les
écarte est remontée plus haut. Cet instrument
s'introduit fermé dans le canal central de la pince, et quand il est arrivé dans le trou précédemment fait au calcul, il l'agrandit jusqu'à ce
que le corps étranger soit évidé, ou qu'enfin l'é-
cartement des branches de cette fraise ne soit
plus possible, et qu'elle soit arrivée à ses limites
de développement : ceci a lieu le plus souvent
même avant que le calcul ne soit entièrement
évidé, ce qui met l'opérateur dans la nécessité
de lâcher le calcul pour le reprendre dans un
autre sens, ou bien encore de le faire éclater à
l'aide d'un autre moyen. Cet instrument a des
mouvements doux; il fait à la pierre un trou
plus grand que le foret auquel il succède ; mais
avec lui la destruction de la pierre est lente, et,
et si l'on veut l'accélérer, celle-ci se brise, et
il en résulte des morceaux qu'il faut ensuite aller reprendre ; en outre, lors même que cet instrument arrive à son plus haut degré d'écartement, ce qui est rare, il reste constamment

une portion du calcul qui n'a pas été atteinte, et qui ne saurait l'être, en raison du cône que forme l'instrument dans sa marche rotatoire. Cette dernière portion, il faut la briser en faisant écarter les branches du foret, ou bien il faut l'abandonner pour aller ensuite la ressaisir. Dans tous les cas, sous ce rapport, et toutes les fois qu'on se proposera de faire éclater le calcul, on réussira mieux, on peut le croire, avec la *fraise à chemise* de M. Rigal, qu'avec toute autre analogue.

DES BRISE-PIERRES
ET DES BRISE-COQUES.

En adoptant la pince à trois branches, les fraises et les forets à évidement, pour pratiquer le broiement de la pierre, il a bien fallu rechercher aussi les moyens de briser et de comminuer les morceaux que ce mode opératoire laisse après lui. Les brise-pierres et les brise-coques ont donc été inventés pour briser les calculs évidés, et broyer les fragments qui se trouvent encore trop volumineux pour passer par le canal de l'urèthre, ou qui peuvent s'y arrêter. Ils sont tous composés de deux mâchoires qu'un tube extérieur rapproche. Pour en faire usage, il faut les introduire fermés dans la vessie, les ouvrir, rechercher le calcul, le saisir entre les deux mors de l'instrument, et ensuite l'écraser, en employant la force manuelle ; on en agit de même par rapport aux morceaux les uns après les autres, jusqu'au dernier. On prévoit d'avance les difficultés de ces manœuvres, le danger qu'il y a de pincer la vessie, ce dont on n'est averti que par les cris du malade ; on peut encore, si le fragment est petit, l'oublier, ou bien, s'il se trouve placé dans les anfractuosités qu'il n'est pas rare de rencontrer dans la poche urinaire, accrocher l'une des colonnes charnues qui sillonnent l'intérieur de ce viscère, et le déchirer même, comme il est arrivé à M. Bancal de le faire. Les médecins lithotritistes ont-ils bien réfléchi quand ils ont proposé de semblables moyens pour achever une opération déjà périlleuse, non pas par elle-même, mais par la manière vicieuse dont elle est pratiquée actuellement ? Comment n'ont-ils pas prévu les dangers que nous venons de signaler ? Et comment, en voulant atteindre à un but très louable sans doute, ne se sont-ils pas aperçus qu'ils s'environnaient d'écueils, en armant leurs mains d'instruments perfides que la grande habileté ne saurait rendre inoffensifs ? Nous blâmons donc sans exception tous les brise-pierres, tous les brise-

toques, et toutes les méthodes de broiement où
l'on a pour première intention de réduire la
pierre en fragments, pour aller les reprendre et
les écraser après. Cependant quand les fragments
existent, ou quand les calculs sont très petits,
nous ne connaissons pas de meilleurs moyens de
les comminuer que la pince à trois branches. M.
Civiale et M. Leroy n'en n'emploient jamais d'autres, et il est certain, d'une autre part, que, plus
l'instrument avec lequel on cherche à reprendre
le calcul pour le broyer aura de divisions à son
extrémité, et plus il présente de chances favorables pour le saisir.

Ainsi tous les brise-pierres ou brise-coques
proposés jusqu'à ce jour n'ayant que deux branches, les calculs óu les fragments peuvent s'é-
chapper, et passer par-dessus ou par-dessous les
mors. Celui imaginé par M. Amussat est sans
contredit bien conçu ; sa force est très grande ;
mais, outre les inconvénients généraux dont nous
venons de parler, il a l'inconvénient spécial de demander beaucoup trop de temps pour être déve-
loppé dans la vessie, pour saisir le calcul, ensuite pour l'écraser. Celui de M. Heurteloup est
d'un mécanisme plus simple, très ingénieux ; il
a été copié sur l'instrument à encliquetage pri-

mitivement proposé par M. Amussat; il n'a également que deux branches ou deux mors, qui, se serrant l'un contre l'autre avec une grande solidité et une grande force, peuvent briser les fragments les plus durs; d'autant plus que ces deux puissances n'agissent pas seulement par la pression comme les étaux, mais encore par frottement, en glissant légèrement l'un sur l'autre. Le plus difficile de cette opération n'est pas précisément de briser les calculs, ni même de les réduire en poudre; mais bien de les rencontrer dans la vessie, et de les saisir entre les mâchoires de ces espèces de tenailles dont il vient d'être question. On sait déjà avec quelle incertitude et avec quels dangers on parvient à reprendre ces petits fragments, en se servant de la pince à trois branches; avec quelle incertitude et quels dangers bien plus grands encore n'y parviendra-t-on pas au moyen d'un instrument qui n'en a que deux! Peut-on distinguer ces corps étrangers des colonnes et des replis de la vessie? ne peut-on pas pincer celle-ci, en guise des fragments, ou bien enfin ne peut-on pas en oublier quelques uns? Véritablement, quand on y réfléchit, on voit que la réussite d'une pareille opération dépend bien plus du hasard que du talent du chirur-

gien. Heureusement il n'y a que deux lithotritistes qui fassent usage des brise-pierres et des
brise-coques : encore est-ce plutôt afin de se sin-
gulariser que pour les avantages qu'ils y trouvent, à moins que leurs bonnes intentions ne
les aient trompés, et, dans ce cas, ils ne nous
sauront sans doute pas mauvais gré de leur démontrer l'erreur dans laquelle ils sont tombés.

Ainsi donc, encore une fois, tous les brise-
pierres, les brise-coques, les fraises à une seule
aile et à évidement, doivent être bannis de la
lithotritie, et compris dans la même proscrip-
tion, pour être remplacés par des instruments
meilleurs, mieux conçus, enfin par une méthode rationnelle et plus complète, qui évite tous
les inconvénients que nous avons signalés. Du
moins, si l'on conserve la pince à trois branches, qu'on la débarrasse de cet *armamenta-
rium* bizarre, si ridiculement présenté à l'Institut, et dont les avantages ne sont si hautement proclamés que par leur auteur, dans le seul
but d'attirer l'attention publique, et de sortir
de la foule où la nature des choses le tient con-
damné.

Parmi les moyens ou les instruments qui ont
été proposés pour broyer ou pour saisir les cal-

culs où les fragments dans la vessie, il en est un dont nous n'avons pas encore parlé, et qui peut, dans quelques cas, remplacer avec avantage la pince à trois branches, et même qui doit quelquefois lui être préféré. Nous voulons parler de l'instrument à forceps, inventé par sir Astley Cooper. Ce célèbre chirurgien l'a plusieurs fois mis en usage avec succès : il se compose de deux branches semi-plates, courbées comme l'est une sonde ordinaire. Elles sont maintenues rapprochées l'une de l'autre par leur élasticité propre, et une espèce de bouton noyé dans un renflement que l'on remarque sur sa continuité sert à les faire ouvrir ou fermer; le tout se termine par un mandrin ou tube unique, qui est traversé par une petite tige de fer, laquelle est destinée à agir par un mouvement de bascule sur le bouton dont nous venons de parler. Nous avons fait usage nous-même de cet instrument avec tout le succès possible : voici dans quelle circonstance. Nous étions à Londres, en 1827, où nous avions été appelé par le chirurgien célèbre que nous venons de nommer pour lithotritier un de nos confrères. Nous étions chez lui, quand un juge au tribunal du commerce de cette ville vint lui demander des conseils pour

un calcul qu'il savait, depuis quelques mois,
porter dans la vessie. Sir Astley Cooper nous le
présenta pour que nous le débarrassions de son
infirmité par notre méthode lithotritique. Nous
crûmes d'abord convenable de l'examiner. Nous
trouvâmes le calcul très petit, et nous propo-
sâmes à sir Astley Cooper de tenter son extraction ou le broiement avec sa pince à forceps; ce
chirurgien s'y refusa, en nous disant qu'il l'a-
vait déjà vainement essayé. Cependant l'instrument est introduit dans la vessie, et, après
quelques tentatives et quelques recherches, le
calcul est saisi, écrasé, et les fragments sont
amenés au dehors. Nous pensons même qu'il y
en avait deux : car nous avons trouvé deux
noyaux dans les débris. Nous fûmes obligé d'é-
craser ces calculs pendant qu'ils étaient encore
dans l'urèthre, pour diminuer la douleur que le
malade éprouvait. Quoi qu'il en soit, il se trouva à l'instant guéri d'une affection qui lui in-
spirait tant de crainte, et pour cela il suffit
de se servir d'un instrument aussi simple. Nous
possédons les fragments, ainsi que l'instrument
que le Nestor de la chirurgie anglaise nous a
donné. Depuis lors nous avons eu occasion
de nous en servir plusieurs fois M. Dupuy-

tren l'a employé dernièrement avec le même
avantage ; MM. Brodie, Davis, Copland-Hut-
chison, et autres praticiens recommandables de
l'Angleterre, en ont fait usage avec le même succès, et ont extrait avec lui des calculs très volumineux : parmi ceux-ci il y en avait de six
lignes de long sur trois ou quatre de diamètre.
D'après ces motifs, nous pensons que l'instrument à forceps de sir Astley Cooper peut être
utilement employé pour l'extraction des calculs
arrêtés dans le canal de l'urèthre, et même encore renfermés dans la vessie, surtout depuis
que M. Charrière, sur l'observation de M. Dupuytren, a joint à cet instrument un tube extérieur, qui ajoute beaucoup à sa force et à sa
solidité.

Nous croyons inutile de pousser plus loin ces
considérations sur les *brise-pierres* et les *brise-
coques*. On doit actuellement en sentir la nullité ainsi que les inconvénients. On dira peut-
être qu'ils peuvent être avantageusement employés pour rompre les calculs évidés en coque,
ou du moins pour réduire les fragments grossiers en fragments plus petits. Nous ne partageons pas cette opinion : car non seulement
les procédés d'évidement n'offrent pas les avan-

tages qu'on leur prête, mais encore on ne parvient pas toujours à ressaisir les fragments qu'ils occasionent ; ensuite nous ne croyons pas sans inconvénients d'introduire à diverses reprises un grand nombre d'instruments dans la vessie.

Ici se termine enfin ce que nous avions à dire sur la pince à trois branches et sur son sort futur, ainsi que sur ses accessoires. Si nous n'avons pas proscrit également tous ces instruments, c'est que nous croyons que quelques uns d'entre eux peuvent être quelquefois utiles ; nous les avons indiqués. Tous les accidents que nous avons signalés sont arrivés, et plusieurs autres encore que nous avons cru devoir taire. Nous avons examiné avec le même soin tous ces instruments que nous aurions pu passer entièrement sous le silence ; nous l'avons fait dans l'utilité de l'art, pour le progrès de la science, et pour éviter à ceux qui viendront après nous, et qui voudraient étudier la lithotritie, de se fourvoyer dans une fausse route, et surtout pour les engager à diriger leur attention et leurs recherches vers un autre but que celui que l'on a eu en vue jusqu'à ce jour, afin d'ouvrir une autre voie à cette invention nouvelle, et de la fai-

re sortir de la stagnation à laquelle elle est con-
damnée, si l'on persiste dans l'usage des instruments imaginés jusqu'ici.

MÉTHODE DE MEIRIEU.

Meirieu, qu'une mort prématurée a enlevé à
la science et à ses amis (1), a senti le premier
que la lithotritie n'était qu'ébauchée, et resterait
imparfaite tant qu'on continuerait à se servir de
la pince à trois branches, et qu'on n'adopterait
pas de nouveaux instruments. Il avait échoué
lui-même à l'Hôtel-Dieu avec cette pince, qu'il
avait cependant modifiée. Ce revers éprouvé
devant une multitude d'élèves, et surtout en
présence d'un chirurgien d'un mérite imposant,

____

(1) Meirieu est mort presque subitement d'une esqui-
nancie, le 16 novembre 1827, à l'âge de trente-deux ans.

devait le décourager, et le faire renoncer à la
pince à trois branches, et l'engager à changer
de système ; il l'a fait, et peut-être un jour ses
nouveaux points de vue changeront-ils toute
la lithotritie ! En conséquence Meirieu se mit
à l'ouvrage. Il fabriqua d'abord un instrument
que nous allons faire connaître : il consiste
en deux tubes qui roulent l'un sur l'autre, et
dont les divisions, qui sont au nombre de sept,
sont destinées à renfermer le calcul comme dans
un panier. Elles se réunissaient d'abord à leur
extrémité antérieure par un bouton mobile sur
lequel elles tournaient toutes, comme une
porte sur ses gonds ; ainsi disposé, l'instrument
s'ouvrait sur le côté, comme le feraient encore les dix doigts des deux mains réunis, en
s'ouvrant seulement par leur bord cubital. Cet
instrument n'a jamais été achevé. Auparavant,
Meirieu avait eu la pensée de gruger le calcul de la circonférence au centre, comme M.
Rigal l'a proposé depuis, en le fixant d'abord
sur le foret, qui servirait de point d'appui et
de pivot, et le ferait tourner entre les mors
de la pince à trois branches, qui devait le corroder. Il éprouva des difficultés ; il prévit les
inconvénients que nous avons signalés nous-

même; il abandonna cette méthode, qui n'était encore qu'ébauchée. Peu satisfait de son entreprise, Meirieu se remit à l'ouvrage, et il commença un instrument qu'il ne devait pas achever; quoi qu'il en soit, il le présenta à l'Académie des sciences, vers la fin de 1826, avec un mémoire cacheté qui n'a jamais été ouvert. C'est à peu près à cette époque que nous avons connu Meirieu, c'est-à-dire que nous nous sommes lié avec lui, car nous le connaissions déjà comme étudiant, quand nous étions encore sur les bancs; nous devînmes bientôt intimes par le seul fait de la lithotritie, et la conformité des vues qui nous dirigeaient. Nous résolûmes de travailler ensemble, et de la sorte nous passâmes les années 1826 et 1827 à faire des essais sur le cadavre, au Val-de-Grâce, et à fabriquer des instruments dans le cabinet de Meirieu, que nous avions transformé en atelier de serrurerie. Nos premières épreuves furent faites en commun, et dans un parfait accord; mais bientôt, comme nous aurions dû nous y attendre, nous n'eûmes plus la même opinion, nous ne partageâmes plus les mêmes intentions, quoique cependant notre but fût le même. Alors Meirieu me donna un ouvrier

de son choix, qui exécutait sous ma seule direction, et pour mon compte, les modifications ou
changements que je croyais convenable de faire
apporter aux instruments de Meirieu. Soit l'effet d'un amour-propre excessif, soit autrement,
cet excellent ami blâmait presque toujours les
innovations que nous nous empressions cependant de lui soumettre. Dans le même temps,
nous le disons avec peine, Meirieu mit un peu
de froideur dans ses relations avec nous. Dès
lors je me décidai à travailler à part, et je ne con-
servai avec lui que des rapports d'une simple amitié, qui pour moi se mêlait à de la reconnaissance pour les instruments qu'il m'avait donnés, ou dont il m'avait fait naître l'idée. Ce
fut à cette époque que j'imaginai le *lit-support*
dont il sera question plus loin.

L'introduction d'un lit dans la méthode de
Meirieu nous obligea à changer presque partout
son système; de sorte qu'aujourd'hui notre procédé et nos instruments ne conservent plus de
leur origine que l'idée primitive et un air de
famille qui fait que l'on peut bien voir qu'ils
sont dérivés de ceux de Meirieu, mais cependant qu'ils n'en conservent rien, si ce n'est le tube
et les bases fondamentales qu'il était impossible

de changer, comme on peut s'en convaincre en
lisant attentivement ce que nous allons rapporter, et que nous avons textuellement extrait du
Journal des progrès, tome II, page 110.

INSTRUMENTS.

Cette description a été donnée par Meirieu
lui-même.

« Les instruments destinés à pincer la pierre,
dit-il, portent le nom de *lithodracique*.

« Il se compose (l'instrument) d'une canule
en acier, dont les deux septièmes de la circonférence ont été enlevés dans toute la longueur.
Les cinq septièmes qui restent sont divisés à leur
extrémité en languettes dont l'étendue est de
trois pouces; chacune de ces languettes ou branches supporte la cinquième partie d'une calot-
te, qui, réunie aux quatre autres, forme le
bec de l'instrument; les deux cinquièmes du
tube qui ont été enlevés sont remplacés par
deux languettes glissant chacune séparément et
avec facilité entre la sonde extérieure et le tube.
La première languette, plus large, est terminée à
sa partie antérieure par une portion de cylindre qui doit remplir le tube de la pince; elle

porte à sa partie externe une gouttière dans laquelle est reçue la seconde languette, qui ne lui
est que superposée. Cette dernière est percée
d'un trou, devant donner passage à un cordonnet de soie dont nous allons parler. A l'extrémité antérieure de la seconde languette, la gouttière est plus creuse, et percée de deux trous qui
se dirigent en divergeant dans l'épaisseur du petit cylindre. Ces deux languettes réunies forment la sixième branche de la pince. Toutes ces
branches sont trempées, et forment quand elles sont écartées un cercle de trois pouces de
diamètre qu'on doit réduire à deux et demi par
le moyen suivant : on passe un cordonnet de soie
dans le trou de la seconde languette ; on en met
les chefs égaux, on les croise, et on les introduit dans chacun des trous de la languette, et
dans tous les trous simples dont sont percées
transversalement les autres branches près de leur
extrémité. Enfin on noue les deux bouts du cordonnet sur celle des branches qui est vis-à-vis
la languette, en laissant à l'ouverture de la pince l'étendue que nous venons d'indiquer.

« L'extrémité de la sonde opposée à la pince
est garnie d'une sorte de virole d'acier, portant
une vis qui s'engage dans une rainure pratiquée

sur le tube extérieur, et l'empêche de faire saillie de plus de trois pouces un quart. On remarque ensuite une autre virole soudée avec la première languette, et portant une vis de pression qui la fixe sur le tube. Enfin vient une troisième virole soudée à la seconde languette. Ces viroles glissent avec facilité sur le tube de la pince, lequel, après s'être prolongé trois pouces en arrière, se termine par une virole montée à vis.

« Dans l'espace compris entre les deux dernières viroles sont tracées des divisions qui indiquent le degré d'écartement des branches. Pour fermer cet instrument, il faut d'abord faire parcourir à la seconde virole mobile toute la partie du tube de la pince qui se trouve derrière. On entraîne ainsi le cordonnet, qui rapproche les branches les unes des autres ; on retire ensuite la première virole mobile jusqu'au bout du tube, et tandis que, d'une main, on tient solidement celui-ci, de l'autre on pousse la canule extérieure sur les branches jusqu'à ce qu'elle soit arrêtée par le bouton conique qu'elles forment par leurs extrémités réunies. Pour l'ouvrir, on passe le tube de la pince dans la canule extérieure jusqu'à ce que la vis l'arrête, puis on fait glisser ensemble les deux viroles des languettes vers celle de la sonde ou canule extérieure. Il est important de suivre cette marche, sans quoi on s'exposerait à casser la pince.

« Lorsque cet instrument est introduit dans la vessie, et en contact avec la pierre, on le tire un peu à soi pour en rapprocher l'extrémité du col de la vessie, puis on pousse le tube dans la sonde extérieure.

« On fait ensuite une injection par le canal central, et l'on cherche de nouveau le calcul. Quand on l'a rencontré, on ramène un peu vers soi l'instrument, pour éviter que, dans son développement, il blesse les parois de la vessie. Alors on pousse les deux viroles des languettes, jusqu'à ce qu'elles touchent celle qui tient à la sonde : la soie se trouvant ainsi relâchée, les branches s'écartent, et circonscrivent un espace conique, au milieu duquel le corps étranger peut être engagé d'autant plus facilement qu'on abaissera le manche de l'instrument. Quand le calcul est ainsi enveloppé, pour le maintenir solidement et l'empêcher de s'échapper, quelque petit que soit son volume, on cherche à fermer la pince sur lui. Pour cela on fixe d'abord la sixième branche sur le tube, en serrant la vis que porte sa virole ; puis on tire à soi la seconde vi-

role, qui tend à rapprocher les unes des autres
les branches élastiques de la pince, surtout par
leurs extrémités. De cette manière, on ferme la
seule issue par laquelle le calcul engagé pourrait
sortir.

« Pour embrasser encore plus sûrement la pierre, et pour ne laisser tomber aucun fragment
dans la vessie pendant l'opération, M. Meirieu proposa une pince faite sur le modèle de la
précédente. »

Il est aisé de voir, d'après cette description,
qu'avec des instruments aussi imparfaits la méthode de Meirieu n'était point praticable, et
qu'elle n'était pas même achevée. Nous la décrirons cependant, par respect pour la mémoire de
cet homme estimable, et à cause du souvenir de
notre amitié ; ensuite parce qu'elle appartient à
l'histoire de la lithotritie, d'où il ne nous est pas
permis de la distraire ; enfin nous la décrirons aussi dans le but de faire connaître la différence qu'il
y a entre ces instruments et les nôtres. Meirieu
aurait fait sans doute ce que nous avons fait nous-
même, si la Parque, inexorable à la jeunesse
aussi bien qu'au talent, n'était venue sitôt tran-
cher le fil de ses jours. Dans les derniers temps,

il avait abandonné la pince à six branches pour adopter exclusivement celle qui en a dix ; nous nous en servions même déjà dans nos essais sur le cadavre ; mais alors toutes les branches de cette pince étaient fixes sur tige : nous verrons plus loin les changements que nous y avons apportés. De plus cet instrument s'ouvrait seulement par son extrémité antérieure. On ne saurait se figu-rer combien Meirieu a eu de peine à loger dans un tube de quatre lignes de diamètre une pince à dix branches, et de plus une languette ou cur-seur destiné à la fermer. Il a fallu toute la pa-tience et l'habileté d'un mécanicien, réunies à la pénétration d'un chirurgien, pour y parvenir.

Voici le procédé opératoire que Meirieu re-commande de suivre avec sa pince à six bran-ches ; il n'a décrit nulle part comment il faut se servir de celle qui en a dix, par la raison que cet instrument était à peine achevé, et que par conséquent la manière d'en faire usage était encore un problème.

« On introduit, dit le *Journal des pro-grès*, dans la pince le lithorineur, qui se com-pose d'un tube d'acier de deux lignes de dia-mètre, pouvant jouer facilement dans le tube de la pince, à l'une de ses extrémités ; il est plein dans l'étendue d'environ cinq lignes, et présente sur chaque côté une échancrure, recevant la queue de deux petites limes qui peuvent s'écarter à volonté, quand on tourne de droite à gauche la roue du régulateur placé à l'autre extrémité de la tige. Ces limes en s'écartant découvrent un foret qui leur sert de point de centre. Au-delà de la roue du régulateur est une vis qui reçoit la manivelle destinée à mettre le lithorineur en mouvement. Sur la tige sont placées des divisions du pied ; une virole ou curseur avec une vis de pression est destinée à régler l'action de l'instrument. *Quand le lithorineur est introduit, on fait abandonner au malade la position horizontale qu'il a eue jusqu'à présent ; on le fait asseoir sur le bord de son lit, les pieds appuyés sur deux chaises, et l'on s'assied soi-même entre ses jambes, le dos tourné vers la cuisse droite.* En vertu de ces dispositions l'instrument peut être situé presque verticalement, ce qui est ici nécessaire. Le sommet du cône que doivent former les branches écartées étant ainsi dirigé en bas, on relâche un peu la soie ; les branches s'écartent, abandonnent un instant la pierre, qu'elles retenaient par leur extrémite, et la laissent tomber vers l'orifice de la canule : on

15.

donne alors deux ou trois petits coups sur l'instrument. *Le calcul, libre entre les branches, saute,
se retourne, et, s'il est allongé, une de ses extrémités vient s'offrir au lithorineur ; on le fixe en*
serrant *la pince avec la soie*, puis on le pousse
avec la pointe du lithorineur aussi loin qu'il
peut aller. Quand il ne peut plus être déplacé,
on saisit la sonde extérieure avec la main gauche, le pouce appuyé sur la seconde virole, afin
de l'empêcher de monter, *et l'on fait glisser le
lithorineur à l'aide de la manivelle qu'on
ajuste à son extrémité libre ;* mais, avant de
lui imprimer des mouvements de rotation, on
en écarte les limes jusqu'à ce qu'elles viennent
heurter les branches de la pince ; on diminue
un peu alors leur écartement, et, dès qu'elles peuvent tourner librement, *on fait agir la manivelle en appuyant légèrement sur la pierre.*
Dès que le curseur touche au tube, on a usé
le calcul de manière qu'à l'endroit où l'instrument l'a attaqué, il représente, au centre d'une
ouverture dont le diamètre est égal au degré
d'écartement des limes, une saillie conique dont
la base se continue avec le reste du calcul et
dont le sommet correspondant à l'articulation
de la lime est perforé. Pour faire cette partie

conique, on rapproche les deux limes de deux ou trois lignes environ, l'on fait tourner la manivelle, puis on rapproche de nouveau les limes, et ainsi de suite jusqu'à ce que le lithorineur soit entièrement fermé. Cela fait, on retire celui-ci, on desserre la pince sans la changer de position, et l'on retourne la pierre, soit avec le lithorineur, qu'on réintroduit, soit en frappant sur la sonde, comme il a été dit précédemment : ce dernier moyen est préférable. *Quand on présume que la pierre se présente sur une autre face, on la fixe, on l'attaque de nouveau ; on continue de cette manière jusqu'à ce que le broiement soit complet.*

« Il faut avoir la précaution de donner à la pince le moins d'écartement possible lorsqu'on veut retourner le calcul, car celui-ci pourrait s'échapper en passant entre deux branches. Dès que, par ces manœuvres successives, le calcul est réduit à cinq ou six lignes de diamètre, ce qu'on reconnaît à ce que la virole du *serre-nœud* vient toucher celle de la pince, il n'est plus nécessaire de le retourner. Seulement il faut le fixer solidement, en passant le tube extérieur sur la pince pour faire agir sur lui le lithorineur fermé ; enfin on retire le dernier instrument, dès qu'on le sent toucher l'extrémité des branches.»

Examinons maintenant si le procédé de Meirieu était terminé, et s'il était applicable ; enfin, si le but que ce chirurgien se proposait a été atteint.

« *L'instrument destiné à percer la pierre se compose d'une canule en acier de trois lignes de diamètre.* » D'abord nous ferons remarquer qu'en raison du mécanisme compliqué de cet assemblage, Meirieu ne peut d'abord loger dans un tube de ce diamètre qu'une pince à six branches ; ensuite, ayant senti que l'écartement que celles-ci laissaient entre elles était plus que suffisant pour laisser passer des calculs ou des fragments volumineux, il pensa à leur en donner dix ; mais alors le tube extérieur de cette pince devint très volumineux ; il avait quatre lignes de diamètre.

« *Le lithorineur se compose de deux tubes d'acier de deux lignes de diamètre............ L'une de ses extrémités présente de chaque côté une échancrure recevant la queue de deux petites limes qui peuvent s'écarter à volonté.* »

L'intention de Meirieu était bonne sans contredit ; mais elle ne pouvait être satisfaite : les

deux limes de son lithorineur étaient trop faibles pour opérer la destruction d'un calcul tant
soit peu dur; elles pouvaient se casser. Meirieu fut contraint d'abandonner son système,
d'autant plus que l'accident que nous annonçons
nous était arrivé avec lui dans nos essais sur le
cadavre.

*« On fait abandonner au malade la position
horizontale qu'il avait gardée jusque alors;
on le fait asseoir sur le bord de son lit, les
pieds appuyés sur deux chaises, et l'on s'assied soi-même entre entre ses jambes, le dos
tourné vers la cuisse droite. »* Ici se trouvent
rassemblés tous les inconvénients que l'on a reprochés à la méthode de Meirieu. Ce chirurgien,
qui n'indique aucune précaution pour assujettir
ou placer convenablement le malade, ne dit
même pas un mot sur la direction qu'il convient
de donner à l'instrument, ni du support sur lequel il est nécessaire de s'appuyer pendant l'o-
pération. Véritablement il n'en savait encore
rien lui-même. Dans nos essais en commun,
nous le mettions sur notre genou; mais je m'a-
perçus bientôt le premier que les oscillations
nombreuses que nous remarquions à l'extrémité des pinces ne manqueraient pas de se ré-

péter sur la vessie et pourraient entraîner des accidents graves. Je m'empressai de faire construire un lit pour les éviter.

« *On fixe le calcul, en serrant la pince avec la soie.* » L'instrument de Meirieu était mal disposé pour satisfaire à cette intention. Le fil était mal placé ; les œillets par où il passait étaient tranchants et le coupaient souvent. On ne saurait se figurer le tourment que l'arrangement de ce moyen constricteur lui a donné, et quelle difficulté il y avait à le placer de manière à ce qu'il ne pût pas gêner le jeu de l'instrument, et qu'il fût cependant solide. Tout ce qu'il a fait à cet égard était à recommencer, comme nous verrons plus tard que nous l'avons fait.

« *On fait agir une manivelle.* . . . . . . » De prime abord Meirieu avait adopté la manivelle, qui lui semblait un moyen rotateur plus facile à manier, et plus applicable à son instrument que l'archet ; ensuite il la mit de côté, pour se servir de l'archet ; mais, s'étant aperçu de l'ébranlement que cet instrument communiquait à tout l'appareil, Meirieu commença dès lors à sentir la nécessité d'un point fixe, qu'il n'eut pas le temps de faire exécuter.

« *Quand on présume que la pierre se pré-*

senté sous une autre face, on la fixe et on l'attaque de nouveau ; on continue de cette manière jusqu'au broiement complet. »

Cette manière de procéder au broiement des calculs n'est pas admissible, parce qu'elle est incertaine et lente, ensuite parce qu'on n'est jamais sûr de retourner ce corps étranger, ni de le placer convenablement dans l'intérieur des pinces, pour que sa destruction soit complète. Meirieu n'aurait pas songé à ce moyen, s'il avait eu comme nous un instrument destiné à extraire les morceaux qu'il cherchait cependant à éviter par sa méthode. Il est vrai que l'action circulaire et le rapprochement graduel des limes de son lithorineur fait sur le calcul un mamelon conique, qu'il est facile de détruire ; mais, d'une autre part, attendu que les calculs ne sont jamais ronds ni même cylindriques, il reste toujours quelque portion de leur surface, au-delà de la portée des limes, et qui forment des fragments ; ceux-ci peuvent retomber dans la vessie, entraver la marche des instruments, et rendre le succès de l'opération très éventuel.

Meirieu s'abusait si complétement sur sa méthode, il se croyait si sûr de ne pas faire de fragments, qu'il n'a proposé aucun moyen pour s'en débarrasser, pas même de ceux qui résultent des dernières divisions de la pierre, et que l'on ne saurait éviter. Il est vrai que ce chirurgien était à ses débuts, qu'il n'avait pas d'expérience : plus tard sans doute il eût changé d'avis. De toute manière, on voit par ce qui précède que, malgré l'excellence des principes de Meirieu, son procédé est resté très imparfait. Il en est convenu lui-même ; il nous a dit plusieurs fois que la description de sa méthode, telle que nous venons de la transcrire, n'était que pour prendre date, et qu'il concevait tout ce qu'elle avait d'impraticable et d'irrégulier.

Nous ne pousserons pas plus loin l'analyse d'une méthode éphémère et sans consistance, qui semble n'avoir paru que pour marquer le génie de son auteur. Nous l'achèverons, nous tâcherons de la débarrasser de tout ce qu'elle présente d'inutile et d'imparfait, en attendant que d'autres opérateurs, venant après nous, puissent la perfectionner encore et mieux faire.

Ici devrait se trouver la description de notre méthode, comme étant la suite et le complément de celle qui précède ; mais nous avons pensé qu'étant aussi le résumé de toutes les mé-

thodes publiées jusqu'à ce jour, même de celles
de plusieurs médecins de beaucoup postérieurs
à nous dans la lithotritie, il était convenable
de passer en revue et d'épuiser tout ce qui a
été fait dans ce genre, avant d'entrer dans les
détails d'une méthode originale, entièrement
nouvelle, et qui doit, selon toute apparence, renverser en grande partie ce qui a été fait jusqu'ici
en lithotritie.

INSTRUMENTS DE M. COLOMBE.

Il ne s'agira plus dorénavant, dans ce travail, de méthodes ni de procédés opératoires, attendu que les instruments dont nous allons maintenant parler sont pour la plupart encore inédits, et peut-être même projetés. Nous en parlons, parce que nous ne voulons rien laisser en-arrière de ce qui a été écrit ou proposé sur notre sujet; parce que ces instruments, pour peu qu'ils soient connus, appartiennent déjà à l'histoire de la lithotritie; parce qu'enfin d'autres lithotritistes pourront peut-être achever et parfaire ce que leurs devanciers n'auraient fait qu'entrevoir ou ébaucher.

Les premiers instruments qui se présentent à notre examen sont ceux de M. Colombe. Ils se composent : 1° d'un tube principal; 2° de deux tubes intérieurs roulant l'un sur l'autre, et qui se terminent chacun par deux divisions ou branches, qui, réunies à leurs extrémités antérieures, forment une espèce d'anse unique, ou deux anses croisées, suivant la position que l'on donne aux tubes; 3° d'un foret ordinaire à aile, et d'une manivelle pour le faire tourner; 4° enfin d'un *pêche-pierre*, qui n'était encore qu'en projet quand M. Colombe nous en a entretenu. Cet instrument doit être employé, comme son nom l'indique, à ramasser les morceaux de calculs dans la vessie, après le broiement terminé.

Voici la manière dont M. Colombe se propose de faire usage de ses instruments :

« Le malade étant couché, comme dans les méthodes ordinaires, deux espèces de ressorts renfermés et retirés dans un tube qui leur sert d'étui sont introduits dans la vessie. On les dégage en retirant à soi le tube dont nous venons de parler. Une seule anse d'abord se présente, et c'est dans son aire que le calcul doit entrer pour être saisi. Dans ce but, M. Colombe exerce dans la vessie différents mouvements

*de déduction et tous les tâtonnements néces-
saires.* »

On prévoit déjà, par ce simple énoncé, avec
quelle difficulté et quelle incertitude on procède
à la saisie du calcul. Une fois qu'on y est parvenu, dit M. Colombe, on tourne le second
tube de la pince, afin de déployer la seconde
anse, de manière à envelopper crucialement ce
corps pour le fixer. L'opérateur serre successivement ces anses, en retirant leurs tubes particuliers dans le tube principal ; il assujettit ensuite le tout à l'aide d'une vis de pression. Cela
fait, on introduit la fraise ; celle-ci est à une
seule aile, et on procède à la destruction du calcul en la faisant mouvoir au moyen de l'archet.
Pendant le cours de l'opération, il se fait des
morceaux que M. Colombe se propose d'aller
chercher, et reprendre avec son *pêche-pierre*,
sans penser qu'il peut en oublier, et même
que le petit sac de soie dont son instrument est
formé peut être déchiré par les fragments de
calcul qu'il renferme, et qu'ainsi la vessie peut
être offensée, et le canal de l'urèthre inévitablement éraillé en le retirant.

Par la courte analyse que nous venons de

faire de cette méthode on voit qu'elle est vicieuse dès son origine et dans ses principes ; on sait,
de l'aveu même de tous les médecins lithotritistes, que le temps le plus difficile et le plus incertain de l'opération du broiement est celui où
l'on prend la pierre. L'instrument de M. Colombe, ne s'ouvrant que par le côté, et seulement par l'écartement des deux branches qui le
forment d'abord, rend cette manœuvre très incertaine et très difficile. Elle devient même tout-
à-fait impossible, si le calcul est plus volumineux que l'opérateur ne l'avait pensé. Outre cela, croit-on qu'il soit bien aisé de faire entrer dans
un anneau quelconque un calcul flottant dans la
vessie, et qui se déplace au moindre choc ? Qui
ne se rappelle, à cette occasion, l'anse de fil de
laiton proposée par M. Gruthuisen ? M. Colombe avec son instrument sera-t-il plus heureux
que lui ? Le calcul ne passera-t-il pas plusieurs
fois dans cette anse, sans que l'opérateur s'en
aperçoive, et sans qu'il puisse l'y fixer ? Et quand
bien même il y parviendrait, pourra-t-il répondre qu'il soit bien saisi, bien embrassé par
le milieu de son diamètre, que la portion de ce
corps laissée au dehors par la première anse ne
sera pas un obstacle au développement de la

seconde anse, qui doit le circonscrire? Si cela arrivait, le calcul serait exposé à chaque instant à tomber ou à s'échapper au moindre choc de la part du lithotriteur; rien ne pourrait prévenir cette chute ni l'empêcher; et chaque fois l'opérateur serait obligé d'aller le reprendre avec les mêmes recherches, les mêmes tâtonnements, les mêmes incertitudes! Il faut bien que la science du broiement soit neuve, et généralement mal comprise, pour qu'un chirurgien de mérite d'ailleurs propose de pareils moyens, et qu'il n'ait pas prévu l'impossibilité physique de les mettre en usage! M. Colombe a répondu aux objections que nous lui avons faites sur son procédé que les manœuvres qui le constituent lui ont toujours paru faciles sur le cadavre; mais, sans vouloir faire remarquer la différence très grande qui existe entre ce qui se passe sur le vivant et sur le cadavre, nous dirons que, lors même que les premiers temps de l'opération seraient aussi faciles et aussi innocents que M. Colombe le prétend ou le désire, on n'en serait pas pour cela plus avancé : car, par cette méthode comme par les autres, on ne fait qu'un trou plus ou moins évidé au calcul; il faut le lâcher à chaque instant, pour le reprendre; et, en définitive, on arrive à faire des morceaux qu'il faut aller reprendre avec l'incertitude et tout le danger que l'on connaît déjà. Il est vrai que M. Colombe propose de faire usage de son *pêche-pierre*, pour les éviter ; mais, à notre avis, il vaudrait encore mieux se servir de la pince à trois branches, dont on peut apprécier les effets jusqu'à certain point, que de l'instrument à poche de M. Colombe, dont les avantages sont imaginaires. Les instruments de ce chirurgien peuvent être ingénieux, mais, à coup sûr, ils resteront sans résultat pour la lithotritie.

Le procédé ou plutôt les instruments imaginés par M. Colombe, quelque imparfait qu'ils soient, indiquent d'une manière évidente le besoin généralement ressenti d'abandonner la pince à trois branches et les méthodes auxquelles cet instrument sert de base, pour en adopter d'autres plus rationnelles et plus sûres, et qui exposent le malade à moins de dangers ; ils laissent même entrevoir la possibilité d'y parvenir. Déjà les branches qui composent l'instrument de M. Colombe sont plus nombreuses, elles embrassent le calcul de toute part, ou du moins cela entrait dans l'intention de l'auteur, et s'il n'y est pas parvenu, c'est qu'il n'est pas encore dans la bonne voie. Son *pêche-pierre* indique l'inconvénient qu'il y a de faire des morceaux, et l'avantage qu'il y aurait de pouvoir les éviter; enfin il n'y a pas jusqu'à l'archet dont M. Colombe n'ait fait sentir l'insuffisance, démontrant en outre la nécessité de le remplacer par un autre moyen rotateur.

INSTRUMENTS DE M. RÉCAMIER.

—

M. Récamier est l'un des premiers médecins qui aient adopté et encouragé la lithotritie. Il connaissait Meirieu, et depuis la mort de ce dernier il n'a cessé de chercher à terminer et à perfectionner le système que ce jeune médecin avait commencé. Toutefois il n'y est pas encore parvenu ; du moins le professeur du collége de France n'a encore rien publié, rien démontré même dans ses confidences particulières, de satisfaisant à cet égard. Il faut sans doute l'attribuer à ses nombreuses occupations ; nous devons le regretter : car, avec le génie pénétrant qu'on lui connaît, on ne saurait douter qu'il n'eût porté sur ce point de la science les vives lumières qu'il a déjà répandues sur les autres.

16.

L'esprit pénétrant et éminemment inventif de M. Récamier lui a fait deviner en partie le mécanisme difficile et caché des instruments de Meirieu : car nous ne pensons pas que la famille de celui-ci lui en ait donné connaissance ; et Meirieu, de son vivant, les lui avait constamment refusés. Quoi qu'il en soit, M. Récamier a fait faire plusieurs instruments : voyons en quoi ils consistent et s'ils peuvent être utiles à la lithotritie. Le premier avait dix branches ; il s'ouvrait seulement par son extrémité antérieure, mais il était si volumineux que M. Récamier l'a lui-même abandonné, tant il semble persuadé qu'on ne pouvait en faire usage. Le second instrument n'a que six branches ; il peut même se réduire à trois, en faisant rouler l'un sur l'autre les deux tubes à trois divisions qui le composent. Cette dernière pince donne à M. Récamier beaucoup d'espérance, et c'est sur son mécanisme que ce professeur se fonde pour répéter souvent à sa clinique « qu'il veut rendre la lithotritie si facile et si simple qu'elle deviendra pour ainsi dire populaire. » C'est une erreur, que nous ne partageons pas avec ce professeur distingué. Nous pensons au contraire que la lithotritie sera toujours une opération difficile et délicate, qui demandera constam-

ment une main habile et peut être spécialement
exercée, pour être pratiquée. Le nouvel instrument de M. Récamier se compose : 1º d'un tube
extérieur, comme tous les instruments lithotriteurs; 2º de deux tubes intérieurs formant ensemble six branches, et au besoin seulement trois.
Cette disposition permet au calcul de passer entre elles, et de pénétrer dans l'aire qu'elle forme
avec le fil de soie, que l'on remarquait déjà dans
l'instrument de Meiricu; ce fil est destiné à rapprocher l'extrémité des branches et à les fermer quand le calcul est saisi. Pour mettre cet
instrument en usage, il faut d'abord réduire les
six branches à trois, et les retirer dans le tube;
ainsi disposé, l'introduire dans la vessie, et
pousser ensuite les tubes pour faire sortir les
branches; ou plutôt découvrir celles-ci en faisant
remonter le tube extérieur, ouvrir ces branches
en lâchant le fil, et chercher à saisir le calcul.
Quand on croit y être parvenu, on tourne les
deux tubes l'un sur l'autre, et l'on reserre le fil.
Pour procéder à la destruction de la pierre,
M. Récamier emploie un lithorineur à une
seule aile. Ce médecin rejetait complétement
ceux qui en ont deux, attendu, disait-il, qu'il
doutait de leur solidité; cependant il a fort ap-

prouvé le nôtre quand nous le lui avons présenté.

Le calcul une fois pris, l'agent rotateur est mis en mouvement à l'aide d'une manivelle que ce médecin préfère à l'archet. Pendant l'opération les instruments ne sont soutenus par aucun point fixe. M. Récamier s'est expliqué nettement à cet égard ; il les rejette tous indistinctement depuis qu'il a eu connaissance de quelques accidents arrivés avec celui de M. Heurteloup : quand il aura vu le nôtre, nous sommes porté à croire qu'il pensera autrement. En définitive l'instrument de ce professeur, tel qu'il l'a modifié dernièrement, est très ingénieux : on devait s'y attendre ; mais nous le croyons entaché de quelques défauts que nous devons faire connaître. D'abord il n'a que six branches, et il ne peut en avoir davantage, en raison du volume qu'on serait obligé de donner au tube extérieur, et ensuite du peu d'écartement que l'on obtiendrait entre chacune d'elles. En outre ces six divisions laissent entre elles de larges ouvertures par où les fragments les plus gros peuvent passer. M. Récamier assure que, d'après sa manière d'opérer, il n'en peut pas faire. Cela est impossible ; sa bonne intention ici le trompe :

ne fût-ce que ceux qui résultent des dernières divisions de la pierre, il ne saurait les éviter en-tièrement. Toutefois cette erreur est pardonnable à un homme qui ne veut point se livrer à la lithotritie, et qui n'a, nous a-t-il dit lui-même, des instruments lithotriteurs que *comme ama-teur*, à quoi nous ajouterions volontiers, *et pour marquer* son étonnant génie dans tous les genres.

Les lithorineurs de M. Récamier n'ont qu'une aile, et cette simplicité quelquefois si utile est ici nuisible. Disons, avant tout, que M. Récamier n'en connaissait pas d'autres, et que d'ailleurs le canal central de ses pinces serait trop petit, pour qu'on pût y placer un lithorineur à deux ailes qui soit solide. Ce médecin a été fort étonné quand nous lui avons montré le nôtre, qui à la simplicité la plus grande joint une solidité à toute épreuve, bien cependant qu'il soit possible de lui donner douze ou quinze lignes d'envergure, et de détruire avec lui les calculs les plus gros que l'on puisse broyer. Le lithorineur à une seule aile de M. Récamier offre encore un désavantage : il est souvent arrêté dans sa marche; il pénètre trop vite ou trop lentement dans le calcul; il peut même à chaque instant se trouver accroché par les branches de la pince, ou par les aspérités qui se présentent souvent sur la surface de la pierre ; lors même qu'il ne le serait pas, et qu'il remplirait le mieux son office, la destruction du calcul ne saurait avoir lieu sans des secousses plus que suffisantes pour déplacer ce corps, le briser même, ou le faire sauter hors des branches de la pince dans la vessie ; et peut-être quelque chose de pis encore, c'est-à-dire faire casser quelqu'une de ces branches. Quand M. Récamier aura essayé son lithorineur sur le cadavre, ou même sur la table à découvert, nous sommes convaincu qu'il l'abandonnera ; et comme, ainsi que nous venons de le dire, la disposition de son instrument s'oppose à ce qu'il en ait d'autres, nous sommes porté à croire que les travaux lithotritiques de ce médecin, tout en témoignant de sa capacité, resteront cependant complétement stériles. Nous ne rappelerons pas les inconvénients qu'il y a de substituer la manivelle à l'archet, pas plus que ceux qui peuvent résulter de l'absence d'un point fixe : ce sont des omissions évidentes, qu'il serait facile de réparer, si la méthode de M. Récamier ne présentait que celles-là.

Pour rendre notre travail complet, nous aurions encore à parler de quelques instruments de lithotritie : ce sont ceux de M. Fournier de Lempdes; mais ce médecin, qui vient de se pourvoir d'un brevet d'invention, n'a pas voulu nous les montrer. Nous en sommes d'autant moins fâché que, si nous en jugeons par les essais, et par la démonstration publique que nous en avons vu faire à l'hôpital Saint-Louis, par M. Fournier de Lempdes lui-même, nous n'avons rien à regretter : car ces instruments nous ont paru d'un mécanisme compliqué, très lents dans leur action, très incertains dans leur application, et peu satisfaisants dans leur résultat. La manière de s'en servir est d'ailleurs peu commode; peut-être même est-elle dangereuse. M. Fournier de Lempdes les assujettit sur un de ses genoux; tandis que de l'autre il appuie sur le calcul par l'intermédiaire du foret, celui-ci fait un trou que l'opérateur doit ensuite évider. Un tel procédé nous a paru peu digne d'intérêt, et même très en arrière de tout ce que l'on fait aujourd'hui. Il est vrai que M. Fournier de Lempdes nous a dit, depuis, que sa méthode n'était pas exactement telle qu'il l'avait démontrée en public.

Nous aurions encore à nous entretenir des instruments et des méthodes de M. Dudon et de M. Pamard (d'Avignon). Il paraît que ce dernier est parvenu à rendre les instruments lithotriteurs courbes, comme le fait M. Pravatz. Nous renvoyons, pour ce que nous aurions à en dire, à ce que nous avons déjà dit su cer point à la page 151. Quant à M. Dudon, il cherche à renfermer le calcul dans un sac, avant de procéder au broiement ; mais, outre les inconvénients rationnels d'un pareil procédé, on peut juger de son utilité, et des services qu'il peut rendre à l'humanité et à la science, sur le fait suivant, détaillé dans *la Lancette* (1) :

« Voici, dit ce journal, une de ces tentatives dont le succès ne justifie point la témérité de l'homme de l'art. Nous allons rapporter le fait sur la parole du malade ; nous nous abstiendrons de réflexions : elles naissent en foule sur le sujet.

« Cet homme (couché aujourd'hui, au n° 30 de la salle Saint-Agnès, à l'Hôtel-Dieu) est

______

(1) *Lancette française*, n° 94, tome 2.

doué d'une forte constitution. Il est âgé de soixante ans, mais sa figure en porte à peine cinquante. Il avait joui d'une santé inaltérable jusqu'en 1824. A cette époque, sans aucune espèce de prodrome, le rein gauche devint le siége de vives douleurs, qui ne tardèrent pas à se prolonger dans toute la longueur du canal de l'urèthre. Les symptômes furent très intenses ; les parents et les médecins perdirent une fois tout espoir. M. Dudon, qui devait plus tard faire sur notre malade un si périlleux essai, lui prodigua alors tous les soins que sa position réclamait, et parvint à le sauver. Toutefois le besoin d'uriner, une douleur cuisante au bout du gland après chaque émission d'urine, un certain malaise dans l'aire du détroit inférieur, faisaient soupçonner l'existence d'une pierre dans la vessie ; le cathétérisme vint confirmer ces tristes présomptions. Depuis lors ce malheureux, ne pouvant reprendre ses travaux (il était commis dans une maison de commerce), s'est beaucoup occupé de son mal ; il a consulté des médecins, et a comparé leurs diverses méthodes. Quoique doué d'un courage peu commun, il n'a pris son parti que l'année dernière. Il alla à la Pitié, où M. Civiale avait obtenu quelques succès ; mais, ayant *vu succomber* un malade qu'on venait *d'instrumenter* pour la *septième fois*, il se hâta de sortir. Au mois de novembre 1829, il se rend dans une maison de santé. M. D..., chirurgien attaché à l'établissement, lui parle d'un procédé de son invention, qui réunit les divers avantages de tous les autres. Le malade en est satisfai,et consent à l'opération.

« Premier essai. Le 3 novembre. On place le malade sur un lit, sans l'y fixer par aucun appareil; l'opérateur injecte de l'eau tiède dans la vessie, puis, sans faire maintenir cet organe par des aides, il plonge un énorme trois-quarts à deux pouces au-dessus du pubis, un peu à gauche de la ligne blanche : aucun liquide ne sort par la canule; c'est en vain qu'on la tourne et qu'on l'incline dans tous les sens, pendant au moins *dix minutes*. Quinze jours après, le malade avait repris ses promenades dans le jardin.

« M. D... ne perd pas courage, et, grâce à la docilité du sujet, il réitère ses tentatives. Le 23 novembre, le même trois-quarts est enfoncé à la même hauteur : rien ne s'écoule. L'opérateur l'agite, le pousse, le tourne; au milieu de ces douloureuses manœuvres, l'urine jaillit tout à coup jusque sur l'épaule du malade. Il s'agissait alors de faire passer par la canule un *sac isolateur*, dans lequel la pierre pût être enveloppée et broyée : vains efforts, l'ouverture du sac n'était point en rapport avec le diamètre de la pierre. Il fallut songer à l'extraction, et voici comment M. D...... la pratiqua. Avec un bistouri droit (qu'il introduisit dans l'ouverture pratiquée par le trois-quarts), il fit *trois incisions* d'un pouce et demi au moins, l'une parallèle à la ligne blanche, et les deux autres latérales. Ensuite, à défaut de tenettes, dont, par une imprévoyance inconcevable, l'opérateur ne s'était pas muni, il introduisit les trois premiers doigts dans la vessie, et en retira un calcul aplati, du volume d'un petit œuf de poule. Pendant ce dernier temps de *l'opération*, les intestins se sont montrés à la brèche et ont été repoussés. Immédiatement après, le malade a été plongé *dans un bain. Cinq ou six* saignées lui ont été pratiquées. Il était guéri le 24 décembre.

« Il s'est rendu à l'Hôtel-Dieu, dans les premiers jours de janvier, pour des tiraillements douloureux qu'il éprouve à la région latérale gauche de la vessie toutes les fois qu'il veut redresser le tronc ou le fléchir. M. Dupuytren se propose

d'allonger les adhérences et de rétablir la li-
berté des mouvements par des cataplasmes,
la flexion graduée du tronc en arrière, etc.

« On voit à l'hypogastre la cicatrice en forme
de patte d'oie ; elle est sensible à la moindre pression. » Nous avons vu plusieurs fois ce malade:
il porte une hernie par éventration à la région
hypogastrique, et de plus encore un autre calcul dans la vessie, dont on n'ose le débarrasser,
en raison d'une péritonite latente, qui menace à
chaque instant de faire explosion.

TRAVAUX DE M. BANCAL.

—

Notre travail sur la pince à trois branches était terminé quand le *Manuel de la Lithotritie* par M. Bancal a paru. La Société médicale d'émulation nous avait chargé de lui faire un rapport verbal sur ce livre, et c'est en quelque sorte un extrait de celui que nous avons fait que nous allons transcrire. M. Bancal s'occupe exclusivement dans son ouvrage de la méthode de M. Civiale, à laquelle il na rien changé, par respect sans doute pour cet opérateur, dont il se montre partout le partisan dévoué. De temps en temps, cependant, la vérité perce, et quelques reproches lui échappent. A la page 43, ce chirurgien se plaint de ce que M. Civiale n'a pas suffisamment indiqué les moyens *de saisir* et *de fixer* la pierre. « Je regrette, dit-il, que le temps le plus difficile de l'opération n'ait pas obtenu de son auteur, dans l'intérêt de la science, une explication plus méthodique, et plus propre à guider les premiers pas de ses imitateurs. »

A la page 55 : « L'action de la pince sur les branches est d'autant plus forte qu'elle est plus rapprochée du point de résistance. Dans le cas où la force qu'on emploie *pour serrer la pierre* serait trop grande, on ferait *casser les branches*, si elles étaient d'une trempe sèche, ou bien *elles céderaient, et resteraient dans un degré vicieux d'écartement, en perdant leur élasticité et leur forme régulière.* Dans le premier cas, il y aurait *urgence* et *nécessité absolue de pratiquer l'opération de la taille.* Dans le second cas, il y aurait *impossibilité de remettre l'instrument dans ses rapports primitifs, pour le retirer de la vessie.* » On voit que, malgré son enthousiasme tout-à-fait méridional, M. Bancal laisse apercevoir des craintes sur la méthode qu'il vante. Mais comment se fait-il que M. Civiale lui-même ne dise pas un mot de ces dangers dans ses ouvrages, et ne regarde pas même comme possibles des accidents qui sont réels, puis qu'ils sont arrivés? Ensuite M. Bancal dit bien que, si une ou plusieurs branches de la pince venaient à se casser dans la vessie, il faudrait pratiquer l'opération de la taille pour les retirer ; mais il ne dit pas comment l'on ferait pour retirer ces mêmes pinces, si, par suite des efforts que l'on fait pour retenir la pierre , elles venaient seulement à perdre leur *élasticité propre et leur forme régulière* (1). » Faudra - t - il donc alors ouvrir l'abdomen ?

A la page 58 : « Il faut que le foret, que le ressort (celui qui pousse la fraise, le ressort à boudin), soit calculé d'après la force de résistance des branches (de la pince). Je suppose que le ressort agisse avec une force comme douze, et que les branches qui embrassent le calcul ne résistent que comme six, l'action qui pousse le corps étranger de devant en arrière, pour faire mordre le foret sur la pierre, étant plus forte que la résistance, les branches devront nécessairement *céder* en *se pliant* en

____

(1) Voyez planche 6, fig. 3.

17

dehors, et le calcul *échappera*.» C'est là véritablement un des principaux inconvénients de la méthode de M. Civiale, dont M. Bancal semble ici faire la critique, et de toutes celles qui lui ressemblent, ainsi que de la lithotritie tout entière, puisque toutes les méthodes jusqu'ici proposées se ressemblent. «Quelques légers mouvements de rotation que je fis exécuter au lithorineur, librement (pendant une opération) et en divers sens, m'assurèrent que *les parois de la vessie* n'avaient pas été pincées entre les *crochets* des branches et *la surface du calcul.*» Page 83. Ils peuvent donc l'être? M. Bancal l'affirme; mais comment se fait-il que M. Civiale, dont il est le prôneur, le nie? Nous verrons plus loin que M. Bancal a avoué franchement avoir lui-même accroché une bride de la vessie avec les mors de la pince.

« Quand la pierre est placée près du col, dit M. Civiale, dans son ouvrage, *on tâche de la pousser* jusque *dans la partie postérieure de la vessie.*» M. Bancal ajoute : « J'aurais désiré que l'auteur du Traité de lithotritie nous eût appris comment on pousse cette pierre. Est-on sûr de la rencontrer suivant la direction antéro-postérieure avec la pointe de l'instrument fermé? Cette pointe, s'appuyant un peu plus à droite ou à gauche sur la surface antérieure, rejettera la pierre sur l'un des côtés de la vessie, et passera au-delà. Il me semble que dans un pareil cas il vaudrait mieux *faire faire la culbute au malade*, par le moyen de mon lit mécanique. » En vérité il n'est presque plus besoin d'insister pour prouver que la méthode de M. Civiale a plusieurs côtés faibles. M. Bancal semble s'être chargé lui-même de le démontrer ; mais ici ce chirurgien oublie que son maître blâme le lit de M. Heurteloup, et que même il s'élève avec force contre les inconvénients qu'il y aurait d'en faire usage. Quoi qu'il en soit, ce passage tend à prouver de plus en plus que la méthode de M. Civiale est incertaine et très imparfaite, et que, sans nul doute, elle expose à des dangers qui ne sont pas tous signalés dans l'ouvrage de cet opérateur.

Page 123 : « En fermant le *litholabe* (il décrit une opération), j'éprouvai une résistance en cherchant à faire converger les branches : j'essayai d'imprimer un mouvement de rotation sur son axe à l'instrument ; mais je sentis que le *crochet de la branche droite* avait accroché une bride. Tenant le lithotriteur dans une

position horizontale, je ramenai la gaine en
arrière, et je retirai fortement le foret, de manière que les trois tubercules placés sur les côtés,
s'appuyant sur la face interne des trois branches, forçaient ces dernières à se dilater davantage. Je fis ensuite exécuter au *litholabe*
un mouvement de quart de rotation, de manière à porter la branche droite de bas en
haut, suivant une ligne circulaire. Cette tentative ayant eu un plein succès, je fermai
l'instrument, que je retirai de la vessie. »

Nous ne saurions qu'applaudir à l'adresse
ou plutôt au bonheur que M. Bancal a eu de
s'être retiré d'un aussi mauvais pas ; mais supposons, ce qui aurait fort bien pu avoir lieu,
qu'il n'eût pas pu retirer le crochet de la pince de la bride où il était passé, qu'eût-il fait?
Il ne lui restait que l'un de ces deux partis à
prendre : ou il eût essayé de rompre et de déchirer cette bride avec la fraise par des mouvements de rotation ; ou bien il était obligé d'ouvrir l'abdomen pour aller décrocher l'instrument. Véritablement on tremble quand on pense qu'à chaque instant cet accident peut arriver,
quand on sait surtout que la plus grande adresse
ne peut vous en préserver ; ensuite on est étonné

de voir que des hommes sages et prudents d'ailleurs s'y exposent chaque jour sans y penser. Il paraît cependant que ce malheur est arrivé assez souvent, car tous les observateurs l'ont signalé (1).

M. Bancal, en parlant d'un calcul qu'il n'a pas pu saisir chez un malade, page 147, s'exprime ainsi : « Au reste, quoique M. Civiale ait avancé qu'il avait reconnu des calculs de forme plate ovoïde, etc., je ne pense pas qu'il soit encore possible en lithotritie de déterminer *a priori* les attributs géométriques d'un corps caché dans la vessie. » Que doit-on penser, d'après cela, de quelques autres lithotritistes qui

---

(1) Nous apprenons à l'instant qu'un malade des environs de Lagny étant entré dans l'hôpital Necker, sur la fin de l'année dernière, pour être lithotrité par M. Civiale, l'opération fut des plus heureuses; il avait été déclaré guéri, et il sortit de l'hôpital. Dans le courant du mois de janvier dernier il y est rentré et il y est mort. L'on a trouvé à son autopsie plusieurs petites loges ou kystes à la vessie qui renfermaient des fragments de calcul; on attribue ces kystes ou ces petites loges au pincement de la vessie, dont la pince à trois branches aurait emporté quelques tuniques, les autres faisant hernie et recélant les fragments calcaires qui auraient été oubliés.

prétendent assigner aux calculs encore renfermés
dans la vessie urinaire leur forme, leur figure,
leur diamètre et leur longueur, et peut-être
même la disposition de leurs couches? Véritablement rien, si ce n'est que ces opérateurs sont
encore peu avancés dans la science qu'ils profes-
sent, que leur méthode est mauvaise, et qu'à
défaut de certitude, ils inventent du merveil-
leux pour attirer l'attention.

« Le docteur Civiale, dit M. Bancal, à
avancé avoir compté et brisé quarante calculs
chez M. le baron de Zach (1), et seize chez
M. le curé Thubeuf (2). Sa proposition me
semble un peu hasardée, et, quelque confiance
que j'aie en cet estimable confrère, je ne puis
la considérer que comme une erreur échappée
involontairement à sa plume. » Non, ce n'est
point une proposition hasardée par M. Civiale,
c'est une assertion positive; mais, ce médecin
lui-même en conviendra, lui qui s'applique à
faire des morceaux, sait-il toujours combien il
lui en reste à reprendre, et quand il n'en a pas
oublié?

____

(1) *Deuxième Lettre sur la lithotritie.*
(2) *Traité de la lithotritie.*

A la page 161 de l'ouvrage de M. Bancal, on trouve qu'un malade que l'on destinait au broiement est mort pendant la préparation que l'on faisait avec des sondes de plus en plus grosses. Ceci justifie nos craintes, et ce que nous avons dit à la page 42 de notre travail à ce sujet. Enfin, à la page 172, M. Bancal dit que, chez une dame sur laquelle il tenta la lithotritie, le calcul s'échappa chaque fois qu'il voulut l'attaquer; et que, n'étant pas solidement fixé, le perforateur ne put pénétrer dans son épaisseur. Dans une seconde séance, il ne fut pas plus heureux; la même chose arriva; il survint des accidents, et la malade, dit-il ensuite, mourut subitement.

Maintenant, pour juger des avantages de la lithotritie pratiquée avec la pince à trois branches, selon les méthodes ordinaires, ou du moins entre les mains de M. Bancal, que l'on dit fort habile, nous devons extraire de son livre le relevé suivant :

Sur quatorze calculeux, hommes ou femmes, qui se sont présentés à son observation, douze seulement ont pu supporter l'application des instruments lithotriteurs; des deux autres l'un est mort pendant la préparation, et l'autre a été taillé ; le calcul de celui-ci était enchatonné, il n'a pas été extrait. Sur les douze dont il vient d'être question, chez trois la pierre n'a pas été saisie ; sept ont gardé leur calcul, ou les morceaux qui ont été faits pendant le broiement ; ils sont ensuite morts avec eux, ou bien ils ont été taillés. Enfin deux malades seulement ont été guéris par M. Bancal ; mais chez l'un d'eux la vessie a été accrochée par les mors de la pince, chez l'autre le traitement a duré quatre mois, pendant lesquels on a fait quatorze séances, trois incisions au canal de l'urèthre, et plus de quarante tentatives pour saisir ou reprendre le calcul ou ses fragments (1).

___

(1) *Voyez Manuel pratique de la lithotritie*. Paris, 1829.

PROCÉDÉ DE M. CAZENAVE.

L'impression de notre travail allait être terminée, quand M. Cazenave, le 8 mars dernier, a présenté à l'Académie des sciences des instruments lithotritiques, et a lu devant cette compagnie savante un extrait d'un travail qu'il prépare à cette occasion. Ce praticien nous a paru être de bonne foi dans ce qu'il a fait, et mériter des éloges ; il nous a démontré lui-même ses instruments et son procédé, et c'est après avoir examiné attentivement l'un et l'autre que nous allons nous en entretenir.

M. Cazenave s'est proposé de broyer les pierres dans la vessie, comme les autres médecins lithotritistes et avec les mêmes instruments ;

mais il introduit ceux-ci par l'abdomen au-dessus du pubis, au moyen d'une ponction qu'il y fait. Tous les avantages que M. Cazenave se promet de sa méthode reposent sur l'innocuité complète, selon lui, de cette dernière opération, contradictoirement à ce qui a été dit et observé par tous les opérateurs. M. Cazenave appuiera son opinion de faits qui lui sont particuliers. Ses instruments se composent :

1° D'un trois-quart de trois pouces et demi à quatre pouces de longueur, sur cinq lignes et demie de diamètre ;

2° D'un compas destiné à mesurer l'épaisseur des parois de la vessie et celle du bas-ventre ;

3° D'une pince ordinaire à trois branches, mais beaucoup plus courte et plus forte que celle que l'on connaît ;

4° D'un foret simple qui s'introduit par l'extrémité extérieure de la pince.

5° D'un foret à évider, imité de celui de M. Amussat ;

6° D'un foret à aile simple, beaucoup plus gros et surtout beaucoup plus fort que les forets ordinaires ;

7° D'une grosse sonde droite ;

8° D'une plaque en argent que M. Cazenave

appelle *pavillon curseur* et qu'il destine à maintenir une canule dans la plaie de l'hypogastre après l'opération.

L'ensemble de l'appareil est soutenu par la main de l'opérateur seulement; le pouce presse sur le perforateur et le dirige; celui-ci est mis en mouvement à l'aide de la manivelle ou de l'archet.

Pour procéder à l'opération, M. Cazenave fait d'abord une injection dans la vessie, pour la distendre; quand la vessie est distendue, il y fait une ponction avec son trois-quarts, par-dessus le pubis. La canule de cet instrument est de deux pièces : une d'elles se dévisse, et on la retire avec le poinçon du trois-quarts; l'autre reste en place pour fournir le moyen d'arriver dans la vessie avec les instruments du broiement. Cette première opération étant faite, on introduit, si l'on veut, le compas d'épaisseur pour mesurer le diamètre des parois abdominales y compris la vessie, qu'il sera nécessaire de connaître plus tard, pour un autre temps de l'opération. Cela fait, on visse de nouveau la seconde moitié de la canule que l'on avait ôtée, et on introduit par cette voie la pince *lithoprione* ou *litholabe* ordinaire. Au premier abord, les branches de celle-ci paraissent beaucoup plus fortes que celles des autres instruments lithotriteurs; mais elles sont véritablement beaucoup plus faibles, en raison de la souplesse qu'on est obligé de leur donner pour pouvoir les faire passer par la canule : cette élasticité, qui ne s'obtient qu'en diminuant beaucoup l'épaisseur de ces branches vers leur milieu, les expose à casser. Quoi qu'il en soit, quand on est parvenu dans la vessie, on recherche le calcul, et, une fois qu'on l'a saisi, on procède à sa destruction. On l'évide s'il est un peu gros, on le broie ou on l'écrase s'il est petit; quand on a terminé ce broiement grossier, on reprend les morceaux les uns après les autres, et on retire ensuite la pince à trois branches de la même manière qu'on l'avait introduite. M. Cazenave conseille après de laver la vessie à l'aide d'une grosse sonde droite destinée à cet objet, pour faire sortir tout le détritus et les fragments de calcul que l'on n'aurait pas comminués, et de faire coucher le malade sur le ventre, pour rendre la face intérieure de la vessie la partie la plus déclive de cette cavité.

Quand l'opération est achevée, dans le but de prévenir toute infiltration urineuse, cet opérateur propose d'adapter le pavillon curseur à la portion de la canule restante dans la vessie, et c'est pour en comprimer suffisamment les parois ainsi que celles du bas-ventre qu'il en avait mesuré l'épaisseur. Cette canule, ainsi ajustée et fixée par cette plaque à un bandage approprié, doit rester quatre, six, huit, dix jours, dans la plaie de l'hypogastre, sans qu'on ait rien à redouter, dit M. Cazenave, des accidents ordinaires de la ponction; et quand on suppose que, par suite des adhérences ou d'une sorte de vernis inflammatoire qui se répand sur ces parties, un conduit artificiel s'est organisé, l'opérateur retire la dernière portion de la canule, et le malade, assure-t-il, guérit ensuite comme si l'on avait pratiqué à la vessie une simple ponction.

. D'après la description que nous venons de faire de la méthode de M. Cazenave, il se présente trois questions importantes à examiner. La ponction de la vessie est-elle une opération aussi innocente que ce médecin l'affirme? le calcul une fois comminué, ne peut-on pas en laisser des morceaux? enfin, ce procédé opératoire est-il préférable à ceux que l'on connaît déjà?

Tous les auteurs sont d'accord sur la première

question, et, quoique les anciens aient peut-être exagéré les dangers des plaies de la vessie, qu'ils craignaient à l'égal de la mort, il n'en est pas moins vrai que la perforation de ce réservoir est une opération dangereuse, par l'infiltration urineuse à laquelle elle peut donner lieu : par conséquent nous croyons qu'il n'est pas prudent de s'exposer volontairement à des accidents toujours possibles dans une opération quelconque, surtout quand on n'est pas parfaitement sûr de se prémunir par là contre ceux qui peuvent survenir à la suite d'une autre. D'ailleurs, l'innocuité de la ponction de la vessie fût-elle bien prouvée, les chances incertaines de la lithotritie pratiquée avec la pince à trois branches resteraient encore les mêmes; le procédé de M. Cazenave ne ferait qu'ajouter aux dangers et aux incertitudes qui existent déjà dans cette opération. Nous ne voulons pas répéter ce que nous avons dit tant de fois sur cette pince; mais nous ne saurions nous empêcher de faire remarquer qu'à chaque instant cet instrument s'oppose au perfectionnement ultérieur d'une opération à laquelle pourtant il a donné naissance. M. Cazenave nous promet des faits pour répondre à l'objection pressante que nous venons de faire, et pour appuyer son opinion. Nous lui répondrons qu'il existe également des faits qui attestent que la ponction de la vessie est périlleuse; les ouvrages de pathologie en sont remplis, et il n'est pas de chirurgien, si restreint qu'il soit dans sa pratique, qui n'en puisse citer plusieurs.

Examinons sur quels documents se fondent ceux qui, avec M. Cazenave, affirment que l'épanchement de l'urine ne saurait avoir lieu après la ponction de la vessie, surtout si on laisse une canule dans la plaie de l'hypogastre, et donnons en même temps l'idée des accidents qui peuvent suivre cette opération.

On croit généralement que la canule du trois-quarts remplit exactement l'ouverture faite à ce viscère, et qu'ainsi l'urine ne saurait passer entre elle et la plaie; ensuite, qu'en comprimant les parois abdominales de dedans en dehors et de dehors en dedans, on empêcherait les urines de s'infiltrer, quand même le passage aurait lieu; enfin, qu'en gagnant du temps de cette manière, un conduit artificiel s'organise par suite des adhérences inflammatoires qui se formeront entre toutes les parties divisées, et par conséquent que toutes les craintes que l'on pourrait conce-

voir sur l'infiltration urineuse doivent se dissi-
per. A ces raisons nous opposerons 1° que l'occlusion de l'ouverture faite à la vessie par la
canule du trois-quarts n'est pas et ne saurait
jamais être assez exacte pour que l'on puisse être
tranquille à cet égard ; 2° que cette occlusion
n'a lieu que par la simple application des parois
minces de la vessie sur cette canule, et que dans
ce cas une simple contraction de la part de cet
organe suffirait pour la détruire ; 3° que la com-
pression en sens opposé des parois abdominales
ne saurait être assez forte ni portée assez loin
pour empêcher qu'il n'existe entre les divers
tissus qui les forment de petites loges, des
interstices où l'urine peut séjourner ; 4° enfin,
que les adhérences inflammatoires sur lesquelles on compte ne sont pas toujours ni assez
constantes, ni assez continues, ni assez exactes,
pour qu'on soit exempt de crainte. En résumé,
on voit que tous les motifs que l'on peut apporter en faveur de la paracenthèse de la vessie s'é-
croulent devant l'examen ; que cette opération
reste pour l'avenir, comme elle l'a été par le
passé, une opération simple, mais qui peut cependant avoir des suites fâcheuses.

Quant aux fragments qui résultent du broiement, M. Casenave propose, pour qu'ils soient expulsés, de faire coucher le malade sur le ventre, afin de rendre la face antérieure de la vessie sa partie la plus déclive : ce conseil n'est pas médical. Il ne resterait plus, pour en assurer le succès, qu'à frapper à petits coups répétés sur la partie du corps qui correspond à la face postérieure de ce viscère. Il est évident que M. Casenave s'abuse sur le précepte qu'il donne , parce que ce médecin, comme beaucoup d'autres, considère la vessie comme un vase à parois inertes, restant distendu même quand il ne contient plus de liquide : c'est une erreur physiologique que nous ne devrions plus avoir à combattre. Le réservoir urinaire n'est plus une poche quand il est vide ; ses parois sont alors contractées, rapprochées les unes des autres, et, quand même ce viscère ne renfermerait qu'une petite portion de liquide , il est toujours plein, et ne cherche à se débarrasser que quand la contraction des fibres de son corps, provoquée par la quantité ou la qualité de l'urine, l'emporte sur la contraction des fibres de son col, comme l'estomac , comme la matrice, à laquelle, sous plus d'un rapport, la vessie ressemble.

On doit voir, par ce qui précède, non seulement que les espérances de M. Casenave sont illusoires, mais encore que son procédé est mal fondé. Nous ne pensons pas qu'il soit jamais appliqué, même par son auteur, quand il y aura réfléchi, et surtout quand il connaîtra le nôtre.

INSTRUMENTS DE M. SIR-HENRY.

—

Cette feuille allait être imprimée, quand M. Sir-Henry, coutelier d'une réputation méritée, croyant avoir modifié d'une manière avantageuse les instruments lithotriteurs, en a présenté une collection à l'Institut. M. Dupuytren, chargé par cette compagnie illustre de juger de leur mérite, a dû se les faire représenter. Cette démonstration a été faite dans l'amphithéâtre de l'Hôtel-Dieu, par M. Sir-Henry lui-même, en notre présence et celle d'un grand nombre d'élèves. M. Sir-Henry a d'abord fait voir plusieurs instruments lithotriteurs à trois branches, qui ne diffèrent aucunement de ceux que l'on connaît généralement, quant aux avantages; mais dans l'un d'eux, la fraise est mue par

18.

une manivelle montée sur des roues à engrenage. Nous avons dit ce que nous pensons de ce
système ; nous n'y reviendrons pas. Les autres
instruments présentés par M. Sir-Henry étaient
des brise-pierres, dont un, sur une objection de
M. Dupuytren, avait trois branches. En effet,
cet habile praticien, dont le coup-d'œil est
d'une pénétration et d'une rapidité remarqua-
bles, s'était aperçu qu'avec ces instruments, qui
n'ont généralement que deux branches, les fragments de pierre passent facilement par-dessus
ou par-dessous leurs mors, quand on cherche
à les saisir ; en conséquence, dans le but d'obvier à cet inconvénient, M. Sir-Henry leur en a
ajouté une troisième. Par suite de cette addition,
l'instrument brise-pierre de ce mécanicien ressemble exactement à la pince à trois branches
ordinaire, dont on aurait fait disparaître les
crochets, ainsi que les aspérités qui se trouvent
au fond des cuillères, et dans lesquelles on aurait remplacé ces dernières par une vive-arète
presque tranchante. Ainsi disposé et fermé, on
l'introduit dans la vessie ; on cherche la pierre,
et, quand on l'a rencontrée, on tâche de la prendre. C'est alors que l'on tente de l'écraser, en faisant rentrer les trois branches de cette sorte de

pince dans leur tube. Pour cela, M. Sir-Henry a placé sur la portion de l'instrument précédant ce tube une espèce de crémaillère, sur les dents de laquelle il appuie un levier. A l'aide de ce moyen, la force du brise-pierre de M. Sir-Henry est incalculable. Nous l'avons vu, entre ses mains, rompre les calculs les plus gros et les plus durs; mais aussi nous avons vu une de ses branches se casser. Nous avons vu M. Dupuytren, pendant ces essais, tenir constamment la main devant ses yeux pour se soustraire aux éclats de calculs qui jaillissaient au loin, avec tant de force que des fragments volumineux ont été lancés jusque sur des élèves placés aux troisième et quatrième rangs dans l'amphithéâtre. Nous voudrions bien savoir comment la vessie se trouverait de pareilles procédés, si jamais il se trouvait un praticien assez hardi pour en faire usage. Les brise-pierres de M. Sir-Henry ont, en outre, un inconvénient majeur : ils ne sont soutenus par aucun point fixe; de plus, le levier, disons mieux, la barre de fer dont on se sert pour les manœuvrer est énorme. Le poids de cet agent doit nécessairement nuire à la délicatesse du tact, à la sûreté des mouvements nécessaires dans cette

circonstance. Ne fût-ce que pour ces motifs,
nous croyons pouvoir avancer que les instruments de M. Sir-Henry seront constamment
rejetés de la lithotritie, et que, par suite, les lithotritistes qui n'ont eu jusqu'ici pour but que
de faire éclater la pierre, et de la réduire en
morceaux, s'apercevront du danger de leur méthode et de la nullité pratique de leur théorie.

NOUVEAU PROCÉDÉ.

Jusqu'ici, il n'a encore été question dans ce livre que des travaux de nos contemporains, de nos devanciers en lithotritie; voyons actuellement ce qu'il restait à faire et surtout ce que nous avons fait, pour cette opération si neuve et si belle, qui peut bien avoir été conçue dans un pays étranger, mais qui a véritablement pris naissance en France, puisqu'elle a été pratiquée pour la première fois par un chirurgien français. Comme toutes les productions humaines, la lithotritie n'a point vu le jour sans défauts. Ceux-ci n'ont d'abord point été aperçus, en raison de l'étonnement où elle avait jeté les esprits; mais depuis que cette période d'admi-

ration a cessé, et que celle de l'observation et
du raisonnement l'a remplacée, les praticiens,
les hommes studieux et instruits ne sont plus
éblouis de la forme ni de l'éclat des instruments
nouveaux, ni de la pompe des appareils; ils en
examinent le but, ils en interrogent les résultats. Des malades en assez grand nombre ont
été soumis à la lithotritie; plusieurs d'entre eux
n'ont point été guéris, quelques uns sont morts,
ou quelques autres accidents sont arrivés : on s'est
naturellement demandé pourquoi? Dès lors on a
soupçonné des vices dans les instruments, des
défauts dans leur mécanisme, peut-être de faus-
ses manœuvres dans les procédés, enfin de l'in-
fidélité dans les moyens de broiement : on a
cherché à y remédier. Quelques médecins s'en
sont occupés, mais nous croyons avoir surabon-
damment démontré qu'aucun d'eux n'y était encore parvenu.

Il est à remarquer que la plupart de ceux qui
se sont occupés des moyens de détruire la pierre
dans la vessie ont d'abord cherché à la dissoudre, et que, n'ayant pu y parvenir, en désespoir de cause, ils ont songé à la broyer.
MM. Gruithuisen, Leroy, Civiale, ont eu cette
pensée. Nous aussi nous avons nourri cette chi-

mère ; nous y avons consacré beaucoup de temps. Nous avions déjà imaginé des instruments qui étaient destinés à renfermer le calcul dans un petit sac pour l'éloigner des parois de la vessie, de manière que les agents chimiques destinés à le décomposer ne pussent se trouver en contact avec elles ni les altérer, quand nous nous sommes trouvé tout à coup arrêté par la nécessité indispensable de posséder : 1º un tissu inattaquable par les alcalis et les acides pour fabriquer la poche ; 2º des réactifs convenables pour dissoudre le calcul, quels que fussent sa nature, la composition de ses bases, et ses molécules intimes.

Quoique nous comptions peu sur cette découverte, et que depuis l'invention de la lithotritie nous regardions peut-être ce problème comme inutile à résoudre, nous allons cependant faire connaître ce que nous avons conçu à cet effet, dans l'espoir, si nos pressentiments étaient trompés, que nos essais seront utiles à d'autres expérimentateurs plus heureux ou plus habiles. On se fera difficilement l'idée des obstacles sans nombre que nous avons trouvés dans une semblable entreprise ; des précautions qu'il faut prendre pour faire contenir dans un tube de trois ou

quatre lignes de diamètre un mécanisme à poche, destiné à se développer dans la vessie, à
en explorer tout l'intérieur, pour s'emparer des
calculs qui peuvent s'y trouver déposés, et à les
envelopper de toutes parts, dans un petit sac
dont on doit ramener l'ouverture au dehors. Si
nos modernes lithotritistes, qui trouvent aujour-
d'hui si commode d'imaginer des instruments
déjà imaginés par d'autres, savaient le tourment que ce travail donne, ils nous sauraient
déjà gré de le leur avoir épargné, et de leur présenter aujourd'hui la lithotritie dépouillée de ses
difficultés.

En 1824, nous avons fait fabriquer par
M. Greling, coutelier, une sonde à double courant. Elle avait huit ou neuf pouces de longueur, sur trois et demi ou quatre de diamètre.
Elle était ouverte par les deux bouts, et sa cavité intérieure était séparée en deux portions égales
par une cloison qui régnait dans toute sa longueur;
ce qui donnait à cette sonde l'apparence de deux
tubes adossés l'un à l'autre. Nous avions fait
faire cet instrument droit, mais rien n'empêche
qu'il ne soit courbe. Son extrémité antérieure ou
vésicale était coupée en biseau, pour rendre son
introduction dans la vessie plus facile; elle était

aussi légèrement renflée, afin que le canal de l'urèthre ne fût pas offensé par son passage (1). Voici cet instrument : La cavité A, ou le tube supérieur, renferme une tige d'acier creuse, qui supporte un ressort de montre à son extrémité *aaa bbb* (fig. 1 et 2). Cette tige elle-même en renferme une autre qui est destinée à faire ouvrir ou fermer ce ressort, et par suite le petit sac, au moyen de deux arcs-boutants disposés à cet effet, *ccc dd* (mêmes fig. 1 et 2). La cavité B, ou le tube inférieur de la figure première, contient une poche en baudruche, primitivement inventée par l'Anglais Condom, pour un autre usage. Son ouverture unique est montée sur le ressort de montre dont nous venons de parler (2). Quand cet instrument est fermé et tout prêt à être introduit dans la vessie, le petit sac de baudruche renfermé dans le tube B se trouve placé à cheval, et coiffe, pour ainsi dire, l'extrémité de cette sonde (*fig.* 1 *C*), afin de protéger le canal de l'urèthre. Quand on veut ouvrir cet appareil et le développer, il faut pousser les ti-

______

(1) Voyez la planche vij, fig. 1.

(2) Voyez la planche vj, fig. ij, *bbb*.

ges *a* et *c* toutes les deux ensemble ; l'extrémité *bbb* du petit sac (1) se dégage alors du tube A de la fig. 1 ; celui-ci s'écarte d'abord par la propre élasticité du ressort sur lequel il est monté, puis ensuite on parvient à l'ouvrir tout-à-fait en poussant la tige *ac* du tube *aa*. Voyez *la deuxième figure*. Par ce moyen l'entrée du sac se trouve béante ; un calcul même assez volumineux peut y entrer, comme on le voit à la *fig.* 4 *a* ; il suffit ensuite de retirer ensemble les deux pièces qui forment le manche de cette espèce de filet tout entier, pour amener son orifice au dehors, et pour que ce même calcul soit environné de toutes parts et entièrement isolé des parois de la vessie.

Si, contre toute probabilité, le sac de baudruche ne glissait pas sur la pierre, ou s'il ne sortait pas facilement du tube qui la renferme, un petit écouvillon (2) servirait à le pousser dans la vessie, où ensuite il ne manquerait pas de se déployer. Cela fait, la pierre étant une fois prise et isolée de toute part (voyez fig. v), on peut

---

(1) Voyez la planche vij, fig. ij.
(2) Planche vij, fig. iij.

injecter les réactifs sans craindre que les parois de la vessie en soient affectées. Malgré cela, d'une part la difficulté de trouver un tissu qui résiste à l'action des agents chimiques ; de l'autre l'incertitude où l'on sera toujours sur la composition des calculs et l'action des alcalis et des acides sur leurs molécules, nous ont fait renoncer à cette entreprise.

Ne pouvant donc espérer de parvenir à dissoudre les calculs dans la vessie, nous avons dû chercher les moyens de les détruire et de les broyer. La pince à trois branches qui existait déjà depuis quelque temps nous paraissait un instrument grossier et peu convenable pour remplir l'objet pour lequel il avait été inventé ; nous crûmes donc devoir en chercher un autre. C'est alors que nous connûmes Meirieu ; car, bien que nous nous fussions vus sur les bancs des écoles, nous n'étions cependant point liés. De notre côté la lithotritie, qui nous occupait déjà ; du sien, les tentatives malheureuses qu'il avait faites à l'Hôtel-Dieu, nous rapprochèrent ; et, soit conformité de vues, soit le besoin qu'éprouvait Meirieu de s'attacher à quelqu'un, soit autrement, nous résolûmes de travailler en commun.

Nous croyons inutile, avant d'entrer en matière, de rappeler dans quel état se trouvait la lithotritie quand nous avons commencé à nous en occuper. Elle venait de paraître; on ne connaissait encore de ses bienfaits que quelques observations publiées par M. Civiale dans son premier ouvrage (1). La lecture de ce livre n'était guère faite pour encourager les jeunes émules; il était accompagné de dessins tout-à-fait incompréhensibles et infidèles, et qui paraissaient plutôt avoir pour objet de dérouter les observateurs que de les diriger et les conduire; on a pu deviner seulement par le texte de ce travail que M. Civiale saisissait la pierre dans la vessie avec un instrument à trois branches, qu'il la trouait dans différents sens, jusqu'à ce qu'elle se brisât en morceaux, qu'il reprenait ceux-ci les uns après les autres, au risque même d'en oublier ou de pincer la vessie. Une semblable méthode ne pouvait satisfaire que le besoin du moment; nous avons donc dû en imaginer une meilleure. Pour cela

____

(1) *Nouvelles considérations sur la rétention d'urine.* (Ouvrage cité.)

nous avons été obligé de tout créer, de tout construire, de tout refaire : car on a pu voir, par
c qui précède, que les instruments de Meirieu
ne pouvaient guère que nous indiquer le but
que nous avions à atteindre, mais nullement
nous servir pour y arriver. Nous ne ferons pas
assister le lecteur à toutes nos tentatives et à
tous nos essais, à toutes nos expériences, à toutes nos recherches vaines; nous ne voulons pas
non plus l'entretenir de toutes nos dépenses pécuniaires, de tous les tourments que nous avons
endurés : ce serait le dégoûter et l'éloigner d'une
opération nouvelle où il reste beaucoup à glaner,
beaucoup à faire; qui n'est point connue même
de plusieurs chirurgiens qui la pratiquent; et qui
cependant, sous le double rapport de la science,
de l'humanité, est bien digne d'attirer les re-
gards et de fixer l'attention.

Aussi n'est-ce pas sans un grand étonnement
que nous apprenons presque chaque jour, par
la voie des journaux ou par les séances de l'Institut, que des méthodes ou des instruments
nouveaux présentés comme toujours infailli-
bles, ont été imaginés. On ne saurait croire
en effet avec quelle facilité, nous dirons presque avec quelle complaisance, non seulement

les gens du monde, mais encore les hommes de
l'art, même les plus instruits, accueillent en
général les productions lithotritiques qui semblent d'ailleurs surgir de toutes parts pour les
étonner et les embarrasser. Parmi les médecins, il y en a qui ont été habilement circon-
venus, et qui ont épousé en quelque sorte telle
ou telle méthode, à l'exclusion de telle autre
qu'ils ne veulent pas même se donner la peine
d'examiner; enfin il en est d'autres, et nous le
disons avec douleur, qui, se rendant coupables
à la fois du double crime de lèse-science et
de lèse-humanité, rejettent sans exception toutes inventions nouvelles, parce qu'elles sont
nouvelles, et se montrent inaccessibles à la
conviction même la plus évidente. Avec de tels
hommes, la lithotritie périrait, elle tomberait
en ruine, ou du moins elle resterait stationnaire et sans progrès, si une institution no-
blement savante n'était là pour l'encourager.

Nous avons dit que, pour inventer quelque
chose qui soit utile au perfectionnement de
la lithotritie, il fallait s'en occuper beaucoup,
qu'il fallait connaître tout ce qui a été fait dans
ce genre, qu'il fallait encore être habitué à traiter les maladies des voies urinaires, qu'il fallait

enfin être né mécanicien, c'est-à-dire avec des dispositions plus ou moins grandes pour la création des moyens mécaniques; en outre il faut être habile opérateur. L'absence de quelques unes de ces conditions explique le peu de succès qu'a eu la lithotritie entre les mains de ceux qui ne se sont pas occupés sérieusement et spécialement de cette science; et pourquoi les instruments lithotriteurs d'aujourd'hui sont à peu près les mêmes que ceux d'autrefois, et pourquoi aussi, de tous les mémoires lus, et de tous les instruments présentés à l'Académie des sciences ou à l'Académie de médecine, il n'est resté que du fer inutilement travaillé, que des méthodes stériles, et du papier imprimé que personne ne lit.

Prendre la pierre, la corroder sans qu'elle sorte des branches de la pince qui la renferme, en extraire les morceaux sans que ceux-ci retombent dans la vessie, éviter les dangers, abréger les douleurs et la durée de l'opération, tel est le problème que nous nous sommes proposé de résoudre. Pour démontrer que nous y sommes parvenu nous devons successivement examiner : 1° les moyens qu'on a proposés pour préparer le malade à l'opération ; 2° les moyens de s'emparer de la pierre dans la vessie ; 3° ceux de supporter les instruments ; 4° ceux de les faire mouvoir ; 5° ceux de gruger et de détruire les calculs ; 6° enfin ceux d'extraire tous les morceaux que, dans aucune méthode, on ne saurait jamais complétement éviter. Nous ferons connaître dans le même ordre ceux que nous avons inventés pour ces différents temps de l'opération, ainsi que la manière d'en faire usage.

Nous ne croyons pas qu'il soit nécessaire de nous entretenir des conditions où doit se trouver un calculeux pour qu'il soit soumis à la lithotritie, et que son calcul soit broyé. Tous les médecins, même ceux qui ne pratiquent pas le broiement, savent aujourd'hui que les individus qui souffrent depuis long-temps, que ceux qui ont la vessie petite ou très irritée, ou qui portent des pierres volumineuses, ou bien encore ceux qui sont affectés d'un catarrhe vésical purulent, d'un gonflement trop considérable de la glande prostate ou des testicules ; que ceux aussi qui ont fréquemment des douleurs de reins, et qui urinent souvent du sang, qui ont habituellement la fièvre ou le dévoiement, ne doivent pas être lithotritiés, en raison du peu de chances favorables qu'ils présentent pour l'opération : ils doivent être taillés. Nous ne saurions non plus déterminer l'âge auquel la lithotritie commence à être applicable, pas plus que celui auquel on doit cesser de l'appliquer : cette détermination dépend des circonstances particulières et de la position individuelle. Dans tous les cas nous ne saurions trop recommander aux chirurgiens lithotritistes d'être réservés sur le choix des malades qu'ils devront opérer, afin de ne pas compromettre une invention utile, mais qui est encore nouvelle, et dans le but aussi d'épargner les douleurs et les jours de ceux qui se confient à leurs soins. Nous recommanderons également à ceux-ci de ne pas attendre qu'ils soient épuisés par les souffrances pour se soumettre à une opération plus douloureuse en apparence qu'en réalité, et qui, pratiquée à temps par une main habile, et d'après une méthode convenable, doit les débarrasser de leurs maux et prolonger une existence qu'ils n'auraient pu conserver sans cela.

PRÉPARATION DU MALADE.

Nous ne pensons pas qu'il faille constamment faire précéder la lithotritie de l'introduction de grosses sondes de gomme élastique dans le canal de l'urèthre, dans le but de le dilater. Plusieurs malades ont été incommodés des tentatives que d'autres opérateurs ont faites à ce sujet; quelques individus en ont même éprouvé des accidents qui les ont privés ensuite de la lithotritie; tandis que nous en avons vu d'autres, chez lesquels cette précaution préalable avait été négligée, être opérés avec non moins d'avantage et non plus de danger. Quand il y a des coarctations dans ce conduit, il faut les détruire, et pour cela le choix des moyens ne nous paraît pas indifférent. La cautérisation, laissant toujours après elle une sensibilité plus ou moins grande, doit être rejetée; la division des brides qui forment quelquefois les rétrécissements, à l'aide d'un instrument tranchant récemment proposé par certains opérateurs, ne saurait être admise; la dilatation par les sondes nous semble seule convenable, parce que, outre l'avantage qu'elle a d'être moins douloureuse, elle prépare, par avance, le canal urinaire à recevoir les instruments lithotriteurs, en émoussant sa sensibilité trop grande et en le dilatant également dans toute sa longueur. On a proposé des injections caustiques, pour détruire cette sensibilité en excès;

on a proposé encore dans le même but d'introduire, à différentes reprises, des bougies im-
prégnées d'une solution de nitrate d'argent dans
ce conduit; mais ces moyens dangereux sont anti-
rationnels, il ne faut pas compter sur eux. Nous
avons fait usage plusieurs fois, avec beaucoup
d'avantage, de l'extrait de belladone. Appliqué
sur la sonde, et introduit dans l'urèthre, ce
médicament a l'inconvénient de faire éprouver
au malade des cuissons assez vives, qu'il faut
attribuer sans doute aux sels qui entrent dans sa
composition; mais, appliqué à l'extérieur, mêlé
avec du cérat, étendu autour de l'anus et sur la
face inférieure de la verge, en friction, nous
pouvons affirmer qu'il n'est pas de moyen séda-
tif qui soit plus efficace, surtout si on l'introduit dans l'anus sur une mèche ou sur une bou-
lette de charpie, comme le conseille M. Dupuytren.

Quand la vessie est trop irritable pour garder
le fluide qu'on y injecte, on peut encore faire
usage de cette préparation; portée très haut
dans le rectum, elle calme les épreintes et les
contractions de la vessie d'une manière remarquable, et avec une promptitude dont les malades eux-mêmes sont étonnés. Nous joignons

quelquefois à ce moyen des embrocations narcotiques et camphrées sur le ventre et sur le périnée : on sait que le camphre est un anti-spas-
modique vanté dès la plus haute antiquité
pour apaiser les désirs érotiques effrénés.

1. Camphora per nares castrat odore mares.

Mais nous avons observé que, toutes les fois
qu'il y avait quelque écorchure à la peau, ou
qu'on l'introduisait à l'intérieur, ce médicament déterminait un sentiment d'ardeur qui devenait insoutenable au malade, et qu'il produi-
sait ensuite l'effet contraire à celui désiré. Les
bains généraux, les injections émollientes dans
la vessie, nous ont aussi été utiles dans cette
circonstance ; mais ces dernières surtout doivent être employées en petite quantité, pratiquées avec ménagement, et autant que possible par le chirurgien lui-même : car, faites
trop fréquemment, avec trop de force, trop
abondantes, ou par des mains inexpérimentées,
elles fatiguent la vessie, provoquent les contractions de ce viscère, et produisent l'effet opposé à celui que l'on voulait en obtenir. Il faut
ensuite que le malade se couche immédiate-

ment après et qu'il reste tranquille, car on sait qu'il suffit quelquefois du plus petit mouvement pour déterminer les contractions de la vessie et donner envie d'uriner, particulièrement quand ce viscère est malade ; souvent il arrive le contraire : c'est au chirurgien à apprécier les circonstances et ce qu'il convient de faire. Quand les injections adoucissantes et narcotiques n'ont pas réussi pour calmer l'irritabilité de la vessie, il faut laisser reposer pendant plusieurs jours le malade, et recommencer. Quand les moyens précédents ne réussissent pas, nous avons fait usage avec succès d'une solution de gélatine très pure, ou de blanc d'œuf ; nous faisons délayer ces substances dans de l'eau distillée, pensant que l'absence de tout principe stimulant contribuerait à seconder nos vues ; cependant nous devons avouer que , malgré nos combinaisons , nous avons quelquefois échoué , et que nous avons rencontré des malades chez lesquels la plus légère distention de la vessie était impossible. Nous ne pouvons donc donner que des conseils généraux à cet égard, la pratique pouvant seule indiquer ce qu'il faut faire dans ces diverses occasions. L'opium pris à l'intérieur peut être très utile dans ces circonstances ;

mais il faut qu'il soit administré par une main habile. Ce médicament produit souvent chez certains individus ou de vives agitations, ou bien une sorte de contraction tétanique, tandis que chez d'autres il produit l'engourdissement et la stupeur. L'estomac a aussi besoin d'être consulté pour savoir si ce remède doit être donné, attendu que, si cet organe est sain, on peut se le permettre; mais au contraire s'il est malade, on doit craindre qu'en irritant ce viscère, il ne transmette à tous les organes, et surtout aux organes urinaires, les sensations morbides qu'il éprouve. Un médecin lithotritiste qui n'est plus à Paris, et qui donnait indistinctement de l'opium à tous les malades qu'il devait opérer, disait d'une manière très inconsidérée qu'il *fallait les empoisonner*. Nous ne pensons pas que son imprudence ait jamais eu ce fâcheux résultat, mais il est à notre connaissance que plusieurs des individus qui ont pris ce remède en ont été indisposés : l'un d'eux a été tellement narcotisé, que pendant l'opération lithotritique il s'aperçut à peine de ce qu'on lui faisait. Nous croyons qu'il y a de graves inconvénients à abuser de semblables moyens. Au reste, dans la circonstance dont il s'agit, le malade n'en fut pas plus heureux : l'opérateur ne put saisir la pierre, et l'urine sortait à plein jet entre les parois du canal et l'instrument litho- triteur. Le sujet a ensuite été taillé. Administré en lavement, l'opium a souvent l'inconvénient de n'être pas gardé, pas même aussi long-temps que les lavements ordinaires, ce qui tient, nous le répétons, à des dispositions particulières et in- dividuelles qu'il est nécessaire d'étudier chez cha- que malade, mais qu'il est impossible de décrire.

La glande prostate volumineuse n'est pas tou- jours un obstacle à la pratique de la lithotritie. M. Leroy d'Étioles, dans un mémoire qu'il a lu à l'Académie des sciences, prétend que la plu- part des paralysies de la vessie doivent être rap- portées à cette cause : c'est une erreur, ou du moins cette assertion est exagérée. Nous nous sommes expliqué à cet égard dans une lettre que nous avons adressée au président de cette illus- tre compagnie. Nous y avons dit qu'en effet il est de vérité ancienne et notoire que le gonfle- ment de la glande prostate peut causer la réten- tion des urines; mais il est inexact d'affirmer que c'est dans la plupart des cas; ceux-ci, au contraire, sont les plus rares. Il est aussi inexact de dire que cette rétention d'urine dépend de

la paralysie de la vessie. Il n'y a point de paralysie de la vessie même qui soit possible;
c'est une erreur de mot qu'il convient de rectifier, afin de ne pas laisser subsister dans la pathologie une idée qui n'est ni physiologique, ni
rationnelle. Les rétentions d'urine, quelles que
soient leurs causes, celle produite par la lésion
de la moelle épinière exceptée, ne sauraient dé-
pendre que de la prédominance d'action ou de
l'excès de la contractilité des fibres du col de la
vessie, qui l'emporte sur celle qui entre dans la
composition de son corps, et les cas où l'on rencontre la prostate gonflée ne sauraient être rap-
portés à une autre cause. On conçoit cependant
que, quand le lobe antérieur de cette glande a
acquis un volume considérable, il peut apporter
un obstacle mécanique à l'émission des urines;
mais ce n'est pas ici le cas dont M. Leroy veut
parler; il est admis par tous les pathologistes.
Quoi qu'il en soit, quand la glande prostate est
volumineuse, elle peut empêcher que l'individu
chez lequel cette disposition se remarque puisse
profiter des bienfaits de la lithotritie. Nous dirons même que cette cause est l'une des plus fréquentes parmi celles qui empêchent d'opérer les
calculeux. Pour y parvenir malgré cette infir-

mité, M. Leroy propose une sonde pour redresser le canal et comprimer cette glande. Nous renvoyons, pour connaître le degré d'utilité que peut offrir ce procédé, à ce que nous en avons dit en parlant des instruments de M. Rigal. Quant à nous, qui croyons cette indication fort rare, nous pensons devoir nous abstenir de toutes manœuvres, de toutes tentatives à cet égard. Cependant nous allons faire connaître un petit instrument à poche qui peut suppléer au procédé de M. Rigal et de M. Leroy, et qui a pour objet d'élever le bas-fond de la vessie au niveau de la glande prostate, quand celle-ci n'est pas trop grosse; nous ferons connaître plus loin les moyens que nous proposons pour redresser le canal de l'urèthre. Lorsque la tubérosité prostatique fait saillie dans la vessie, et que les instruments droits peuvent encore y entrer, pour élever le calcul qui semble se dérober à l'action des instruments lithotriteurs qui doivent s'en emparer, nous avons pensé qu'en soulevant le bas-fond de ce viscère, on amènerait ce corps étranger au niveau de la prostate, et qu'on le mettrait à portée d'être saisi comme si cette glande était dans son intégrité naturelle. Pour cela nous avons fait fabriquer un petit tube

en cuivre droit et à robinet, de deux ou trois
pouces de long, de deux ou trois lignes de diamètre ; nous y avons ajouté une sonde de gomme élastique, pour qu'il soit plus long, plus souple, et pour qu'on puisse aussi le faire remonter
à sept ou huit pouces dans l'intestin rectum,
sans le blesser. Une poche en baudruche, ou
de tout autre tissu imperméable, enveloppe cette
canule à partir du robinet, auquel ce petit sac est
fixé ; on le plie sur lui-même et sur le bout de
la sonde de gomme élastique ; on l'introduit dans
l'anus à la hauteur indiquée ; au moyen de l'air
qu'on y fait pénétrer, cette petite poche se dis-
tend, elle prend alors la forme des parties qui
l'environnent, elle se moule sur elles ; le calcul se trouve élevé au niveau de la prostate,
qui n'a pas changé de volume ni de position (1).
Nous ne promettons pas une efficacité constante
dans l'usage de ce moyen ; mais nous l'avons
employé avec succès, notamment chez un malade de l'Hôtel-Dieu, dont le cas embarrassant nous a fait naître l'idée de cette invention ;
par ce moyen nous avons pu saisir le calcul,

____

(1) Voyez la planche viij, fig. i.

qui s'était jusque là dérobé à nos efforts (1).

La courbure du conduit urinaire est rarement un obstacle à l'introduction de la sonde rectiligne, et par suite à celle des instruments lithotriteurs ; cependant, quand on veut faire pénétrer un instrument droit dans la vessie, et qu'on arrive à cette portion de l'urèthre qu'on appelle le bulbe, il faut agir avec précaution. Si l'on a baissé trop tôt l'instrument, on manque l'orifice de la portion membraneuse de ce conduit, qui semble en quelque sorte s'ouvrir ici dans une portion plus large que celle qui précède ; on sent alors le bout de l'instrument au-devant de la symphyse du pubis ; et si, au contraire, on abaisse l'instrument lithotriteur trop tard, c'est-à-dire après l'avoir trop enfoncé, on retrousse, pour ainsi dire, l'espèce d'éperon ou de repli que fait la membrane muqueuse dans cet endroit. De toute manière l'opérateur se trouve arrêté ; il y a un mouvement de retraite qu'il faut faire pour éviter ce double écueil ; on ne

____

(1) Nous employons actuellement ce petit sac chez un malade qui a un rétrécissement du rectum ; l'obstacle s'est considérablement élargi depuis que nous en faisons usage, et le malade va très facilement à la garde-robe.

saurait l'indiquer, c'est la pratique seule qui l'apprend. Du reste cette région du canal de l'urèthre est assez importante pour que nous nous y arrêtions un instant. Le bourrelet ou le pli dont nous venons de parler divise le canal urinaire en deux portions distinctes, l'une antérieure, qui est parfaitement libre, et l'autre postérieure, qui l'est souvent beaucoup moins. Celle-ci est plus étroite et composée de tissus moins souples et plus serrés que la précédente ; on y rencontre divers obstacles que l'opérateur le plus habile ne surmonte pas toujours sans danger. Dans cet endroit le canal est mou sans être élastique ; il peut être facilement déchiré, même chez ceux qui n'ont pas de rétention d'urine. Nous donnons actuellement nos soins à un individu fort âgé qui urinait souvent parce que sa vessie ne se vidait pas complétement. Son médecin, pour faire disparaître cette incommodité, a voulu le sonder : il a fait une fausse route ; cependant la glande prostate était saine. Quand nous avons été appelé, nous avons trouvé le bec de la sonde sous la membrane muqueuse du rectum. Ces accidents sont fréquents ; nous ne citons celui-ci que parce qu'il est en ce moment sous nos yeux. Pour franchir cette espèce d'obstacle avec

les instruments droits, il faut d'abord les introduire verticalement à la ligne horizontale du
corps, que nous supposons couché, le retirer
un peu pour éviter l'éperon dont nous venons
de parler, l'abaisser ensuite tout à coup, et
l'enfoncer directement jusque dans la vessie; si
l'on se trouve arrêté au col de ce viscère par le
repli charnu qu'on y remarque, il faut le franchir tout doucement, en baissant un peu la
main.

Quand le canal de l'urèthre est trop courbe ou
trop peu élastique pour se laisser redresser par
l'instrument droit qui le parcourt, l'on a conseil-
lé de le redresser par des moyens mécaniques. M.
Civiale n'en emploie aucun, si ce n'est des sondes de gomme élastique dont il augmente graduellement le volume. M. Rigal et M. Leroy ont
proposé celui dont nous nous sommes entretenu
à la page 173. Nous en avons déjà signalé les
effets dangereux. M. Rigal a eu raison de dire,
en le décrivant, que, « dès que le premier filet
« de son écrou a pris sur la vis, il redresse in-
« vinciblement le canal de l'urèthre (1). » Il est

____

(1) Ouvrage cité.

à savoir s'il convient d'employer la force et la violence, et s'il ne vaut pas mieux dans cette circonstance agir doucement, avec un instrument qui permette à l'opérateur d'apprécier ce qu'il fait, et de s'arrêter quand le malade accuse des douleurs. Dans ce but, voici l'instrument que nous avons imaginé et que nous mettons en usage. Il a été conçu par Meirieu et par nous, et exécuté de nos propres mains; il était tout couvert de rouille, lorsque l'importance que M. Rigal et M. Leroy semblent attacher à la sonde à redresser qu'ils ont inventée nous l'a fait retirer de la poussière où nous l'avions laissé, parce que nous croyons son indication assez rare. Il est composé d'un tube creux, d'une ligne ou une ligne et demie de diamètre, qui se termine antérieurement, dans le tiers de sa largeur, par une succession de petites pièces mobiles articulées les unes dans les autres par tenons et par mortaises. Un ressort de montre, placé dans une rainure que l'on remarque à leur face postérieure, c'est-à-dire celle qui doit correspondre à la paroi inférieure du canal et de la vessie, sert à courber et à redresser cette espèce de mandrin; une vis de rappel que l'on remarque à son extrémité manuelle ou postérieure est destinée à cet usage (1). Quand on veut s'en servir, on le place dans une sonde de gomme élastique, on lui donne la courbure que l'on juge convenable, et on introduit le tout ensemble dans la vessie; quand on est parvenu dans ce viscère, on le redresse doucement à l'aide du mécanisme dont nous venons de parler. Le malade éprouve rarement quelques douleurs pendant cette opération; si cela arrivait, on pourrait s'arrêter quelques instants, pour |recommencer et achever le redressement dans la même séance, comme nous l'avons fait ces jours derniers sur un individu affecté de la pierre, et en même temps d'un gonflement de la glande prostate, chez lequel par conséquent le canal de l'urèthre présente une courbure très considérable. Cette manière d'agir donne à notre instrument un avantage remarquable sur celui de MM. Rigal et Leroy, qui, une fois que le redressement est commencé, oblige l'opérateur à aller jusqu'au bout, l'expose à heurter contre les parois du canal, à faire souffrir le malade, et même à manquer son but; dans les cas les plus heureux le canal peut être

---

(1) Voyez la planche viij, fig. ii, iij.

froissé et lésé : nous en avons cité un exemple.

Quand le canal de l'urèthre est libre, quand la glande prostate est à peu près saine, nous avons pensé qu'il pouvait être utile quelquefois de s'assurer de l'état de la surface interne de la vessie avant de commencer le broiement. A cet effet, nous avons fait fabriquer un instrument à l'aide duquel nous croyions que l'on pouvait voir dans ce viscère (1) : cet appareil consiste dans un tube droit de trois lignes de diamètre que l'on remplit d'une sonde de gomme élastique ordinaire, pour lui faire un embout et faciliter ainsi son introduction dans la vessie. Quand on y est parvenu, on ôte cet embout ; on monte le tube sur une espèce de miroir réflecteur, destiné à rassembler les rayons lumineux, à les projeter sur un autre miroir à surface plane, qui lui est opposé ; ensuite ces rayons lumineux sont réfractés de nouveau, et renvoyés, par le tube dont nous venons de parler, dans l'intérieur de la poche urinaire et sur les points de cet organe que l'on a intention d'explorer. Pour en faire usage on doit disposer et placer l'appareil com-

____

(1) Pl. viij, fig. iv, v, vj, vij, viij.

me il vient d'être dit; on allume les deux petites bougies C, et on applique l'œil au petit trou
pratiqué au centre du second miroir réflecteur E.
Cet instrument a été conçu sur l'idée qu'a émise
le premier M. Ségalas d'éclairer l'intérieur de
la vessie pour s'assurer de son état. Sous le rapport de l'optique, il est aussi parfait que possible; mais, sous le rapport pratique, nous devons confesser que nous n'avons jamais rien vu
quand nous avons essayé d'en faire usage; nous
croyons même que, lorsqu'il remplirait le mieux
son but, les renseignements qu'il fournirait ne
seraient pas fort utiles.

Immédiatement avant de procéder à l'opération, il est quelquefois nécessaire de s'assurer de
nouveau de l'existence des calculs, et surtout de
prendre connaissance du lieu précis où ils se
trouvent actuellement dans la vessie. Pour cela
nous avons imaginé une sonde *à chapelet*, que
l'on nous a dit ressembler beaucoup à une autre
inventée, dit-on, par M. Récamier, pour le
même usage. Du reste, si nous sommes satisfait
de nous rencontrer d'intention avec cet habile
médecin, nous devons déclarer que nous igno-
rions absolument ce qu'il avait fait à cet égard.
Nous avons voulu que cette sonde fût en laiton,

pour qu'elle fût plus sonore ; elle est pleine ou creuse, comme la sonde ordinaire ; son tiers antérieur est terminé par une série de petits tubercules ou de nodosités qui lui a fait donner le nom qu'elle porte. Des yeux ou des petits trous sont pratiqués sur le côté pour laisser passer l'eau que l'on croit quelquefois nécessaire d'injecter dans la vessie. Quand on veut en faire usage, il faut d'abord chercher le calcul dans la vessie ; et quand on croit l'avoir rencontré, on passe et repasse sur la surface avec cette sonde, et, si véritablement elle est en contact avec lui, on ne manque pas d'entendre un bruit de *rat*, qui le fait distinguer ; dans le cas contraire on le cherche de nouveau jusqu'à ce qu'on le sente. Pour rendre cette sensation plus complète et plus nette, nous ajoutons quelquefois au pavillon de la sonde une petite boule en cuivre sur laquelle nous appuyons l'oreille : elle est destinée à recueillir les moindres rayons sonores et à nous faire apprécier la différence qu'il y a entre ces corps durs et les colonnes charnues de la vessie (1).

---

(1) Pl. viij, fig. ix et x.

Enfin, pour rendre cette exploration plus sûre, nous nous armons quelquefois d'un *stéthoscope* (1). Nous l'avons fait faire évasé et très court, afin de rassembler une plus grande quantité de rayons sonores qui s'échapperaient sans cela en divergeant. Nous l'apposons sur la région de l'abdomen qui répond à la vessie, au-dessus du pubis ; et en même temps nous agitons dans l'intérieur de ce viscère une sonde ordinaire ou la sonde à chapelet que nous venons de décrire.

Quand on s'est assuré de l'existence du calcul et que l'on sait à peu près le lieu où il se trouve dans la vessie, on injecte de l'eau dans ce viscère ; on l'injecte doucement, afin de ne pas déplacer le calcul s'il est possible, et surtout afin de ne pas réveiller les contractions de la vessie, ce qui empêcherait peut-être de pouvoir continuer l'opération. Cette injection doit être faite avec ménagement et soin, comme nous l'avons dit précédemment.

---

(1) Pl. viij, fig. xj.

MOYEN DE PRÉHENSION.

Avant de procéder à la saisie du calcul, et même avant d'injecter la vessie, il faut faire coucher le malade et lui donner de suite la position
qu'il doit garder pendant une partie de l'opération. A cet effet nous avons fait faire un lit. Nous
avons dit qu'en principe on devait donner au
malade une position commode, à peu près
fixe, et à la hauteur convenable pour que l'o-
pérateur soit à son aise et bien placé. Nous ne
concevons pas que tous les lithotrites aient
négligé cette précaution, jusqu'à M. Heurteloup. M. Civiale croit pouvoir s'en passer; encore sur ce point nous ne partageons pas son opinion, parce que nous croyons que, quelque attention que l'on ait, quelque force que dé-
ploient les aides, on ne saurait empêcher d'une
manière certaine les mouvements alternatifs et
de *va et vient* qui sont communiqués à tout
l'appareil par l'archet. On parviendra peut-être
avec un bras musclé et vigoureux à diminuer
le nombre et l'étendue de ceux qui s'exercent
d'avant en arrière; mais ceux d'élévation et
d'abaissement, et surtout ceux qui ont lieu sur

les côtés, on ne pourra jamais les empêcher. Il est vrai que le lit de M. Heurteloup et de M. Leroy a des inconvénients, et qu'il expose le malade à de grands dangers ; mais nous croyons aussi qu'en s'abstenant d'en faire usage, on s'expose à des dangers nombreux et bien plus redoutables encore. Nous blâmons également ces deux espèces d'étaux à main dont on arme la main des aides dans la méthode de M. Amussat : de pareils points d'appui ne peuvent avoir été proposés que pour ne pas faire usage de ceux qui ont été inventés par d'autres, et dans le but de se rendre original, même en imaginant des choses ridicules.

Dans notre méthode nous nous servons donc d'un lit. Nous avons dit que ce moyen était l'ancre de salut de toutes les méthodes de lithotritie ; il est indispensable dans la nôtre. Pour nous cet auxiliaire a deux objets : 1° de donner au malade une position stable pendant l'opération ; 2° de supporter nos instruments, auxquels nous donnons une direction différente dans les deux temps qui la composent. Notre lit est en fer ; il a trente pouces de haut ; il peut servir à la fois de fauteuil et de lit ordinaire ; il est articulé dans presque toutes ses jointures ; il peut

être plié dans une boîte, pour pouvoir être transporté en voyage. Qu'on se figure un cube ou carré long formé par quatre montants en fer et
quatre tringles du même métal, placées horizontalement sur les côtés. La face supérieure
est formée de deux pièces, dont l'une est fixe, et
l'autre, de deux pieds de longueur, s'articule avec
elle pour former un dosier, quand il est nécessaire de convertir ce lit en fauteuil. Sur les côtés se trouvent deux quarts de cercle destinés à
en former les bras. La face antérieure de ce
meuble présente deux points d'appui dont il sera
question plus loin, quand nous parlerons des
moyens de support ; la face inférieure repose sur
le sol : on y remarque une traverse à chaque extrémité, et une autre longitudinale, qui empêche celles-ci de se rapprocher. C'est à l'aide de
cette dernière que ce lit reste monté et en placé, conjointement avec une autre qui s'étend intérieurement de l'angle rentrant formé par la réunion du plan supérieur avec le plan postérieur de
ce carré long jusqu'à l'angle rentrant formé par
la réunion du plan antérieur avec le plan inférieur
de ce même carré, en se dirigeant obliquement
de haut en bas et d'arrière en avant. La face postérieure n'offre rien de remarquable, si ce n'est les

pièces nécessaires à la solidité de cet assemblage. En parlant de la face antérieure, nous avons oublié de dire qu'on y remarquait deux sandales qui sont destinées à recevoir les pieds du malade, qu'il soit assis ou couché. Les deux côtés de ce carré long laissent voir les deux quarts de cercle dont nous avons parlé, et qui sont destinés, avons-nous dit, à donner au dossier du lit-fauteuil, et par suite au malade, le plan et la direction que l'on juge convenables pour que la pierre ne sorte point de l'instrument pendant l'opération. Quand le malade est sur le lit, il est à son aise, l'opérateur est bien placé, et aucun mouvement, en avant ou en arrière, de la part de celui-là, ne sont à craindre ; de plus ses épaules et la région sacrée sont les seules appuyées ; le haut du bassin et la région lombaire, placés en défaut, creusent de telle sorte que le calcul, qui a ordinairement la plus grande tendance à rester vers le trigone vésical, et à se tenir caché derrière la glande prostate, tombe et se porte naturellement vers la partie postérieure et supérieure de la vessie, c'est-à-dire dans la direction la plus convenable pour qu'il puisse être saisi par la pince.

Ce lit nous permettrait encore, si nous les

croyions nécessaires, de donner aux malades les positions renversées proposées par M. Heurteloup; mais nous pensons qu'elles sont complétement inutiles, et que, lorsqu'on ne sera pas parvenu à donner au calcul dans la vessie, à l'aide de l'injection, ou au moyen de la sonde, une situation où il soit facile de le prendre, on n'y parviendra pas, quelque position inclinée que l'on donne au malade, quelques mouvements de trémoussement, quelques secousses qu'on lui imprime.

C'est seulement quand toutes ces dispositions sont faites, quand toutes ces précautions sont prises, qu'on peut se permettre d'introduire l'instrument lithotriteur et de se préparer au broiement. Jusqu'ici, pour saisir la pierre, on ne s'est servi que de la pince à trois branches. Nous en avons signalé les nombreux défauts. Dans le but de les éviter, c'est-à-dire pour ne point être contraint de saisir le calcul à plusieurs reprises, de le laisser échapper et retomber dans la vessie; dans le but aussi de ne pas être exposé à le saisir dans un mauvais sens, et à nous voir obligé de le lâcher pour le reprendre dans une meilleure direction, nous avons imaginé une pince à branches multiples, dans laquelle nous avons trans-

porté au-delà du calcul la puissance destinée à
le retenir, contradictoirement à ce qu'on observe
dans les instruments des autres méthodes. Nous
avons dû aussi faire tous nos efforts pour que
la vessie ne soit pas pincée, pour que les colonnes qu'on remarque souvent dans son intérieur
ne soient point accrochées, enfin pour que ses
parois ne soient point lacérées et déchirées, comme il arrive quelquefois avec la pince à trois
branches. Pour cela, outre la multiplicité des
branches de notre instrument et leur souplesse,
un cordonnet de soie, préparé et disposé exprès,
passe dans l'œil pratiqué à l'extrémité de chacune d'elles, et les réunit toutes. Nous avons
encore dû chercher à donner une ouverture latérale à notre pince quand elle est ouverte, afin
que le calcul puisse y entrer aussi facilement
quand il est près de la glande prostate, vers le bas-
fond de la vessie, que lorsqu'il se trouve vers sa
face postérieure. Pour cela nous avons laissé une
branche mobile à notre pince ; celle-ci se retire
dans le tube principal ; elle y reste cachée jusqu'à
ce que le calcul ait pénétré dans la cage où il doit
être enfermé. Une fois qu'il est entré dans cette
cage, il n'en peut plus sortir, parce que les diverses branches qui la composent se rapprochent

l'une de l'autre, et se referment sur lui. Quelques personnes ont trouvé dans notre pince le mécanisme de la main humaine, à laquelle Buffon attribue la principale différence qui existe entre nous et les autres animaux, et où il voit le vrai cachet du génie qui distingue notre espèce. Cette comparaison est assez exacte; du moins elle représente parfaitement la manière dont nos pinces agissent.

Voici, du reste, la description de notre instrument : il est composé de deux tubes d'acier, divisés l'un en quatre et l'autre en cinq divisions, formant ensemble neuf branches; chacune de celles-ci est terminée par un petit bouton percé d'un trou pour le passage du cordonnet de soie qui doit plus tard leur servir de moyen de constriction. Ces deux tubes ont, l'un deux lignes et demie, et l'autre trois lignes de diamètre; ils sont introduits l'un dans l'autre, et renfermés dans un autre tube extérieur que nous appelons tube principal. Celui-ci a huit ou neuf pouces de longueur sur trois lignes ou trois lignes et demie de diamètre; ses parois sont minces, même à son extrémité, attendu qu'elles n'ont aucun effort à supporter. Dans le but de ne pas rendre ces pinces trop volumineuses, le bout de leurs branches se rapproche ; mais celles-ci ne rentrent pas entièrement dans le tube, elles forment une olive à l'entrée du tube. L'extrémité opposée de ces pinces, que nous appellerons manuelle, se termine par un renflement qui constitue une boîte à graisse pour empêcher l'eau de s'écouler. L'extrémité du tube extérieur est également terminée par un renflement nommé boulon, sur lequel on adapte une pince de fer carrée appelée manchon, et qui est destinée à être reçue dans l'un des étaux ou moyens de support dont il sera question plus loin. Des deux tubes dont nous venons de parler, l'un est ouvert dans toute sa longueur sur un quart de la circonférence, et l'autre est légèrement aplati pour recevoir la languette de la branche mobile, ainsi qu'une autre languette destinée à les faire fermer par l'intermédiaire du fil. Ainsi disposé, cet instrument présente deux ouvertures : l'une antérieure, qui a deux pouces et demi ou trois pouces de diamètre, par où le calcul peut pénétrer dans cette espèce de cage ; et l'autre latérale, formée par l'absence de la branche mobile dont il vient d'être parlé. L'écartement de ces autres branches entre elles est de deux ou trois lignes quand elles sont ouvertes ; et quand leur extrémité est rapprochée : il est presque nul ; de sorte que le calcul une fois pris ne peut plus sortir de cette enveloppe qu'en fine poussière, ou du moins en fragments assez petits pour passer facilement par le canal de l'urèthre.

Nous avons des instruments de différents volumes et pour tous les âges ; nous en avons aussi à huit et à six branches : nous les mettons en usage suivant le volume du calcul et sa densité, et suivant aussi la capacité du canal de l'urèthre du malade. Nous pouvons saisir, embrasser et fixer des calculs de deux pouces et demi de diamètre avec nos instruments ; nous pourrions même les broyer en quelques séances, mais nous croyons qu'il serait imprudent d'y penser, attendu que, lorsque les calculs sont aussi gros, la vessie est presque toujours étroite et malade : ces individus doivent être taillés. Si les calculs sont peu volumineux, nous pouvons facilement les détruire dans une seule séance, sans qu'il en reste un morceau ; et, s'ils sont très petits, nous pouvons en prendre plusieurs à la fois, sans pour cela que le broiement en soit plus difficile ni beaucoup plus long. Un des avantages incalculables de notre instrument, c'est que le calcul ne saurait jamais être mal saisi ; et que, quelle que soit la position vicieuse qu'il prenne d'abord dans la pince, il finit toujours par retomber dans une meilleure, et par se présenter à la fraise dans le sens le plus favorable pour sa destruction. La supériorité de notre méthode dépend de la position que nous donnons à notre malade pendant l'opération, et de la disposition des branches de notre instrument, qui représente un cornet de dés à jouer, dont la base est dirigée en haut, et le sommet en bas, de telle sorte que le calcul est toujours disposé à s'enfoncer entre les mors de notre pince plutôt qu'à s'en échapper. Cette heureuse combinaison dans notre appareil nous donne l'immense prérogative de pouvoir attaquer et user le calcul de la circonférence au centre, de le détruire dans une seule séance et sans faire de morceaux, et quand par hasard quelques uns sont trop volumineux ou trop durs pour être détruits sans désemparer, nous n'avons plus qu'un seul segment à reprendre dans la séance suivante ; dans tous les cas, nous pouvons terminer en quelques instants, ou tout au plus dans un petit nombre de séances, une opération qui en demande quinze, vingt ou trente, et six ou sept mois, par les autres méthodes. En ne faisant point de morceaux, ou du moins en conservant dans nos pinces ceux que nous n'avons pas pu éviter, non seulement nous épargnons aux malades les douleurs que l'on occasione dans les recherches plus ou moins nombreuses qu'on est obligé de faire pour les retrouver, mais encore nous ne sommes pas exposé à en oublier quelques uns dans la vessie, à préparer des récidives, en semant, pour ainsi dire, comme nos compétiteurs, des petits fragments de calcul qui ne peuvent manquer de grossir, et de cette manière à convertir la vessie en une carrière à exploitation réglée.

Nous avons dû aussi prendre des précautions pour que la vessie ne soit pas pincée : le fil constricteur dont nous avons déjà parlé nous en offre le moyen. Nous avons dit que ce fil ou cordonnet de soie passait dans l'œil ou le petit trou que l'on remarque au bouton qui termine chacune des branches de notre pince ; il traverse aussi le chas d'une languette dont il a déjà été question ; ses deux bouts viennent se réunir et se nouer sur la branche opposée à celle qui est mobile. Ce moyen de constriction nous donne la facilité de retenir le calcul à volonté, et de le tourner et retourner dans tous les sens dans l'intérieur

des pinces, et comme il convient pour la certitude de sa destruction. Nous avons dit aussi
qu'en principe général, aucun perfectionnement
n'était à espérer dans la lithotritie tant que la
puissance qui retient le calcul renfermé s'exer-
cerait en-deçà ; qu'il fallait, au contraire, qu'elle
s'exerçât au-delà. Ce problème aujourd'hui est
résolu : notre fil est une puissance active, agissant sur l'extrémité des pinces, sans cesse à la
disposition de l'opérateur, et sur laquelle il
peut compter ; tandis que dans les instruments
ordinaires la pression qui retient ce corps est
une force morte que l'on ne peut estimer, et que
l'on ne saurait accroître sans s'exposer à les voir
casser. Il résulte encore un avantage remarquable de la disposition que nous venons de signaler dans notre instrument : c'est que la force ou
la pression qu'il faut exercer sur le calcul pour
le broyer, et qui, dans les instruments dont nous
venons de parler, tend sans cesse à le faire échapper et à soustraire ce corps à l'action de l'agent
destructeur, tend, au contraire, dans le nôtre,
à le serrer davantage et à le tenir solidement
fixé.

Nous avons également vu que, dans l'instrument dont nous faisons en quelque sorte la cri-

tique, la force qu'il faut employer pour retenir le calcul fait quelquefois éclater la virole qui termine l'entrée du tube principal; dans notre méthode cet accident n'est pas à craindre, la manière d'agir de nos pinces s'y oppose.

Enfin notre fil constricteur donne encore à notre méthode de broiement une supériorité notable sur celles de nos confrères : c'est que, si, par un hasard qui ne s'est point présenté, mais que l'on doit cependant prévoir, une ou plusieurs branches de la pince venaient à casser, on pourrait les retirer immédiatement sans que le malade s'en aperçût, ou du moins sans qu'il en résultât pour lui aucun accident, même le plus léger. C'est ce qui nous est arrivé chez l'un de ces hommes qui nous ont prêté tant de fois volontairement leur vessie à trois francs par séance, pour répéter des essais que nous savions d'ailleurs sans danger. Nous avions fait faire un instrument à quatorze branches; un jour, après en avoir éprouvé à plusieurs reprises la solidité sur la table, nous voulûmes en faire usage sur l'un de ces complaisants : nous l'introduisîmes facilement dans la poche urinaire, préalablement injectée; mais quand nous nous mîmes en devoir de l'ouvrir, nous entendîmes

plusieurs petits bruits de craquement qui pouvaient, sinon nous inquiéter, du moins nous
faire présumer ce qui était arrivé; nous en entendîmes un autre, puis un autre encore ; si bien que
nous nous décidâmes à retirer notre instrument
avant que notre épreuve fût terminée. Il sortit
aisément, mais plusieurs de ses branches étaient
cassées ; il les amena à la remorque et suspen-
dues à ce fil secourable. Le sujet, à qui nous
fîmes part de cet accident, ne s'en aperçut pas ;
il n'éprouva aucune douleur, et il vint quelques jours après nous offrir de nouveau ses services. Nous avons abandonné depuis cette pince
à quatorze branches, parce que celles-ci étaient
étroites, minces et faibles, et en outre super-
flues ; ensuite parce que nous pensons qu'il est
inutile d'exposer un malade au plus petit accident, quelque innocent qu'il soit. Nous ne nous
servons plus actuellement que de la pince à dix
branches, qui nous suffit, et avec laquelle on
ne court aucun danger, bien différente en cela
de la pince ordinaire, qui peut à chaque instant
se casser, et qui ne laisse à l'opérateur, pour en
retirer les morceaux, que le parti désespéré de
pratiquer l'opération de la taille.

Tant de précautions, on peut le croire, n'ont

pas été prises en quelques instants, et ne sont pas le résultat d'un petit nombre d'essais; il nous a fallu pendant long-temps méditer, faire, défaire, construire et défaire encore, pour parvenir au degré de perfectionnement où nos instruments sont arrivés. On ne se figurera jamais le tourment que depuis six ou sept ans ces inventions nous ont donné : nous les avons recommencés dix fois et dix fois ensuite, retouchés. Il est vrai que nous avons été parfaitement secondé par M. Charrière; mais quand nous avons fait fabriquer des instruments de lithotritie par ce mécanicien, il n'en avait jamais fait; nous avons dû faire son éducation dans ce genre; il nous a fallu dans nos essais passer par les siens, lui fournir des idées, rectifier celles qu'il pouvait avoir ou que nous lui faisions naître; en un mot nous avons été souvent en même temps inventeur, correcteur, et même ouvrier : car nous avons fait établir chez nous un atelier de serrurerie, où nous faisions des modèles pour parvenir à nous faire comprendre de celui qui devait les exécuter. Et les dépenses pécuniaires que nous avons faites, qui peut les énumérer? Celui qui n'a pas quelques sacrifices de fortune à faire ne doit pas s'occuper de lithotritie, ou du moins il ne doit pas chercher à inventer des instruments nouveaux : car à chaque instant il se trouvera entraîné malgré lui dans de nouvelles modifications, ou dans des inventions nouvelles, dont il ne peut d'avance calculer le nombre ni le coût. Il est vrai que celui-là pourra se borner à faire usage des appareils jusqu'ici inventés; mais alors il devra se préparer à en supporter les inconvénients; et attendu que ces inconvénients deviennent de jour en jour plus patents, nous ne pensons pas que, hors leur inventeur, beaucoup de chirurgiens ni beaucoup de malades s'y exposent.

Nos instruments avaient quatre lignes de diamètre : nous avons dû les faire diminuer, parce que sous ce volume il est peu de malades qui pourraient en supporter l'application sans souffrir; ils ont maintenant deux lignes et demie ou trois lignes. Il n'était pas facile, en leur conservant ce diamètre, de faire contenir trois ou quatre tubes les uns dans les autres, et d'y laisser cependant encore assez d'espace pour placer un lithotriteur solide; nous y sommes parvenus. Dans l'origine toutes les branches de notre pince étaient à demeure; mais en raison de cette disposition nous éprouvions les plus grandes difficultés à nous emparer de la pierre; un malade que M. Dupuytren nous avait confié à l'Hôtel-Dieu n'a pu être opéré pour ce motif (1). Nous avons dû la modifier. Aujourd'hui l'une de ses branches est mobile, comme nous l'avons dit; elle rentre dans le tube principal, et elle y reste cachée, jusqu'à ce qu'il plaise à l'opérateur de la faire sortir.

Pour faire usage de notre instrument, il faut d'abord que le malade soit couché, qu'il ait les pieds placés dans les sandales, les genoux à demi fléchis, et que les parois abdominales soient relâchées, comme dans l'opération de la taille, ou dans les méthodes ordinaires de lithotritie. On peut injecter la vessie de prime abord, ou bien on peut attendre que l'instrument lithotriteur soit dans ce viscère. Celui-ci, fermé et graissé, est introduit; on relâche le cordonnet de soie qui tient ses branches rapprochées; pour cela on desserre la vis de la languette qui est destinée à

---

(1) Chez ce malade la prostate était très grosse; il était cependant bien portant quand un autre chirurgien a essayé de le lithotritier avec la pince à trois branches : l'opération n'a pas réussi; quelques temps après, cet individu est mort d'une hémorrhagie de la vessie.

cet objet. On ouvre les branches de la pince toutes ensemble, en poussant à la fois les deux tubes d'où elles proviennent. Ces branches s'écartent, en sortant de leurs gaînes, ou bien à mesure qu'elles sont découvertes par leur tube ; et
quand elles sont entièrement ouvertes elles forment une cage conique à deux ouvertures : une
en bas, qui représente la base du cône ; et une
sur le côté, qui résulte de l'absence de l'un des
barreaux de cette espèce de cage. C'est dans l'aire que le calcul doit être enfermé : pour y parvenir, on dirige l'ouverture antérieure vers la
face postérieure de la vessie, et l'ouverture latérale vers son bas-fond. Si la pierre est placée
sur l'un de ces points, elle doit inévitablement
être saisie ; si elle ne l'était pas, et si elle était
placée sur les côtés, on pourrait faire tourner cir-
culairement l'instrument, de manière à lui présenter l'ouverture latérale des pinces, où elle ne
manquerait pas d'entrer. Quand le calcul est
saisi, on ne doit point s'inquiéter s'il est bien
ou mal pris, attendu que plus tard, quelle que
soit sa position, on sera toujours à même de la
changer et de lui en donner une plus convenable
pour le broiement. Cela fait, on tire à soi le
cordonnet pour le serrer ; on le fixera ensuite

au moyen d'une vis de pression placée sur la virole qui supporte la languette dont nous avons
parlé. Quand le calcul est ainsi fixé dans les
branches de la pince, on tourne doucement
l'instrument dans la vessie, de manière à diriger en haut son ouverture latérale, qui était
primitivement dirigée en bas : cette disposition
est nécessaire pour que, plus tard, quand on sera
obligé de relâcher le cordonnet de soie, la pierre ne soit point exposée à s'échapper. On introduit le foret ou agent destructeur, et quand le
premier temps de l'opération est achevé, le malade, qui était couché, devient assis : pour cela il
suffit que l'un des aides abaisse les sandales placées aux montants antérieurs du lit, tandis
qu'un autre relève le dossier de ce même lit, qui
devient alors un fauteuil. Pendant ce changement de position, l'opérateur suit attentivement
les mouvements du malade, non pour lui épargner des douleurs auxquelles il n'est point exposé, mais du moins dans le but que les extrémités des branches de la pince ne touchent pas
le fond de la vessie, ce qu'il faut toujours éviter.
Cette manœuvre n'est ni difficile ni dangereuse;
quand elle est terminée, le malade se trouve assis sur les bords du lit, le dos appuyé, et les

deux pieds placés dans les sandales ; il est parfaitement à son aise. Dans cette nouvelle situation l'instrument lithotriteur a une direction
oblique de haut en bas et d'arrière en avant dans
le canal de l'urèthre. Avant de commencer le
broiement, l'opérateur doit assurer au calcul une
situation définitive, où il puisse le moudre, s'il
se peut, s'en désemparer. Pour cela on relâche
le cordonnet de soie, en poussant la languette
destinée à cet objet ; les branches de la pince alors
s'ouvrent, et la pierre, qui jusque là pouvait être
mal placée, glisse à leur surface interne, et se place dans la direction du cône. On fait ensuite sortir
la dixième branche de la pince, qui était restée
dans le tube, et dès lors le calcul se trouve environné de toutes parts, et renfermé dans un espace
conique dont la base est actuellement dirigée en
haut vers la face supérieure de la vessie, et le
sommet tout-à-fait en bas vers l'orifice de ce
viscère. Quand on a donné au calcul la position
que l'on juge convenable, on en assure la fixité
et la solidité entre les mors de la pince. A cet
effet on referme l'ouverture antérieure de celle-
ci, en tirant sur le cordonnet par l'intermédiaire de la languette, et on arrête le tout au
moyen d'une vis de pression. Ainsi disposé et

saisi, le calcul présente toujours son plus long diamètre à l'action de l'instrument lithotriteur; il est isolé de toute part des parois de la vessie, de sorte qu'on peut le broyer sans que ce viscère s'en ressente. Les morceaux qu'on ne saurait toujours éviter pendant la trituration tombent tous vers le sommet du cône, où ils sont immédiatement repris avec une pince particulière, comme il sera dit plus loin.

MOYENS DE SUPPORT.

Avant de procéder au broiement de la pierre, il importe de pourvoir à la fixité des instruments qui doivent y coopérer. M. Civiale a complétement négligé de s'occuper de ce temps de l'opération, ou plutôt il continue encore aujourd'hui à se servir d'un tour qu'on appelle *à chevalet*, et que l'on emploie habituellement dans les arts; il le fait supporter par les mains d'un aide. L'usage de ce moyen est évidemment dangereux et incertain; nous ne voulons pas revenir sur l'examen que nous en avons fait. M. Amussat, avons-nous dit, vient d'adopter une espèce d'étau à main, en bois, qui ne mérite aucune attention. Enfin nous avons fait connaître quelques uns des dangers auxquels le point fixe proposé par M. Heurteloup expose. Si la nécessité de fixer les instruments lithotriteurs est un point important de la lithotritie, ce n'est pas non plus celui qui nous a donné le moins de peine à perfectionner, ou plutôt à inventer, car sur ce point tout restait à faire. Meirieu n'y avait pas même pensé. Le lit de M. Heurteloup n'offre qu'un point d'appui qui nous paraît insuffisant pour la sûreté de l'opération, et qui ne pouvait convenir à notre procédé de broiement, qui diffère essentiellement du sien. L'étau en gueule de loup que l'on remarque à sa traverse antérieure est un support infidèle, auquel on ne peut se confier, parce que d'une part il passe dans une mortaise en bois, où il n'est arrêté que par une seule vis de pression; parce que de l'autre, étant unique; l'effort qui résulte de l'emploi de l'archet occasione à ce point de jonction avec l'instrument un ébranlement qui le fait céder, ou du moins qui le fait osciller entre les deux points opposés qui le compriment et qui lui servent en quelque sorte de pivot : ce mouvement d'abaissement et d'élévation se renouvelle à chaque coup d'archet. Ils se passent, il est vrai, sur l'extrémité extérieure du foret; mais ils se répètent à la portion de l'instrument comprise dans la vessie, sans que l'opérateur puisse l'empêcher. En haut, ces mouvements d'oscillation sont bornés par la symphyse du pubis seulement ; en bas, par les parois de la vessie. Dans ces deux cas le col de ce viscère est fatigué, ses fibres sont tiraillées, la surface intérieure de son corps peut être froissée par les branches de la pince ; cet organe en outre peut entrer en contraction, l'opérateur peut être gêné, et le malade peut souffrir pendant l'opération. En principe de mécanique, un support ne saurait être solide qu'autant que deux points d'appui y contribuent. Celui de M. Heurteloup n'en a qu'un. La main d'un aide ou celle de l'opérateur ne saurait remplacer le deuxième. Le nôtre est formé par deux étaux : un antérieur, monté sur deux jambes de force qui sont appuyées sur la barre transversale et inférieure de notre lit ; et l'autre postérieur, qui s'arrête par un écrou à la barre transversale et supérieure de ce même lit. Le premier étau est à mâchoires mobiles et à frottement ; il peut se déplacer de sa perpendiculaire, et se porter à droite et à gauche sur le côté, selon la situation de l'instrument et les sensations du malade. Les deux mâchoires sont rapprochées l'une de l'autre par une vis de rappel qui facilite aussi leur éloignement, au moyen d'un bouton d'arrêt sur lequel roule une gorge pratiquée sur la vis dont nous venons de parler ; celle-ci est fixée à l'un des montants de l'étau ; ce dernier est supporté par une pièce en fer de quatre pouces de longueur, percée à jour, qui roule sur un boulon qui traverse la tête des deux jambes de force dont il vient d'être question ; un écrou à oreilles fixe cette pièce sur cet étau, à volonté, et à la hauteur qui paraît convenable.

Notre second support est encore un étau monté comme le premier sur une pièce en fer percée à jour ; mais celle-ci est courbe, pour venir s'adapter à l'instrument au-devant des parties génitales du malade. Les deux mâchoires de cet étau sont fixes ; elles sont légèrement élastiques. Enfin ce point d'appui remplit son office, comme le précédent, au moyen d'un écrou en cuivre à oreilles. La pièce crénelée ou percée à jour est montée sur un bouton qui traverse une gueule de loup qui est fixée au lit, et sur lequel elle roule ; une des joues de cette gueule est légèrement mobile ; elle se rapproche de l'autre au moyen d'un écrou à pan, tourné avec une petite clé à main.

Pour faire usage de ces supports, il faut d'abord éloigner les jambes de force de la ligne du repos où elles sont ordinairement arrêtées; relever ce premier étau, habituellement pendant entre elles, et le serrer un peu ; relever également le second support, qui devient le premier par l'usage que l'on va en faire, et le serrer aussi. Ces dispositions doivent être faites avant de commencer l'opération, et hors la présence du malade ; pour ne pas l'effrayer par le cliquetis et les manœuvres de cet appareil. Le malade étant donc dans la position où nous l'avons laissé, en parlant de la manière de se servir de notre pince, la pierre étant prise et exactement embrassée par les branches de cet instrument, on appuie le manchon dont nous venons de parler sur le premier étau. Ce manchon est une pièce en fer carrée; ses faces latérales sont taillées en pointe de diamant, pour s'adapter plus solidement dans les mâchoires de l'étau; son centre est percé d'un trou dans son sens longitudinal pour recevoir le boulon dont nous venons de parler; la face supérieure présente une vis en cheville de violon dont la pointe est reçue dans une gorge pratiquée sur ledit boulon; elle sert à le fixer; à l'aide de ce moyen, l'instrument lithotriteur peut tourner dans tous les sens, et être arrêté quand on le juge convenable. On serre ensuite ce manchon sur l'étau ; on serre également la pince à jour qui le supporte ; puis on procède à la destruction du calcul. Auparavant on aura soin d'interroger le malade sur les sensations qu'il éprouve, afin que, s'il ressentait quelques douleurs, on pût les faire cesser en donnant à l'instrument lithotriteur une autre position. On place enfin le second étau dans le galet qui lui est destiné, et que nous avons fait remarquer à l'extrémité postérieure ou manuelle de notre pince.

Toutes les pièces qui constituent les appareils que nous venons de décrire n'ont pas été inventées à la fois ; elles ont été imaginées les unes après les autres, à la suite d'un grand nombre d'essais, et nous ne sortirons pas de la vérité en affirmant que quelques unes d'entre elles ont été recommencées ou retouchées vingt fois. L'établissement de nos moyens de support, surtout, nous a donné beaucoup de peine : il s'agissait en effet de trouver deux points d'appui solides, dont l'usage fût facile, et qui permissent au malade d'être à son aise pendant l'opération, sans cependant que la promptitude et la régularité de celle-ci fussent retardées.

Nous avions d'abord imaginé un lit de
bois dont le mécanisme était analogue à celui de
M. Heurteloup ; mais nous nous sommes aperçu,
outre le vice radical que nous avons reproché à
celui-ci, que les deux joues de gueule de loup
s'écartaient l'une de l'autre par l'effet de la pression de la vis qui est destinée à maintenir l'instrument en place : par conséquent, l'appareil
n'est pas solidement fixé, il peut s'échapper de
cette espèce d'étau pendant l'opération, et le malade peut être blessé. Pour ces causes, nous avons
donc dû l'abandonner ; nous avons abandonné
aussi par le même motif un autre point fixe dont
l'une des joues était mobile, et destinée à faciliter le déplacement latéral de l'instrument.
Nous avions encore inventé, à grands frais d'i-
magination, un petit appareil dont l'assemblage nous promettait la plus grande satisfaction.
Il consistait en deux pièces carrées à recouvrement, se montant l'une sur l'autre en queue d'a-
ronde, roulant ensemble sur deux tourillons,
à peu près comme une pièce de canon roule
sur son affût. Un quart de cercle placé sur
l'une des faces de la pièce principale réglait
l'abaissement et l'élévation que l'on donnait à
l'instrument lithotriteur, selon l'indication ; à

droite était un écrou en cuivre, destiné à l'arrêter. La pièce à recouvrement était munie d'une vis pour remplacer le manchon dont nous avons parlé; le tout ensemble était supporté par la pièce à jour dont il a été question, et roulait sur un boulon. Ce mécanisme, quoique simple et d'une grande solidité, était d'un service lent et difficile; l'ajustement de la pièce à recouvrement demandait du temps; de plus, ce support était unique : nous avons dû encore l'abandonner, pour en chercher un meilleur. Enfin nous avions fait fabriquer une autre espèce de support qui était destiné à s'adapter à une table ordinaire; la base était formée par une large et forte plaque en fer qui devait s'appliquer et se monter avec des vis sur la première table venue; une gueule de loup était encore fixée sur cette plaque; un boulon la traversait, et la pièce à jour dont il a déjà été plusieurs fois question, surmontée d'un étau ordinaire, offrait le moyen de support. Celui-ci était solide sans doute, mais les jambes du malade restaient pendantes durant l'opération; de plus, ce point d'appui était unique : il nous a fallu encore le rejeter et le mettre au rebut, avec tant d'autres essais dont il est inutile de parler.

MOYENS DE DESTRUCTION.

Nous avons démontré les inconvénients qu'il y a avait à procéder à l'opération du broiement par la méthode ordinaire. Nous avons dit, en principe, que l'on avait tort de chercher à faire des morceaux des calculs entiers, quand les instruments dont on fait usage ne sont pas susceptibles de les retenir pour les broyer. Nous avons fait connaître en outre comment on peut en oublier quelques uns dans la vessie, la difficulté qu'on éprouve à les retrouver, les douleurs qu'on occasione au malade pour les reprendre, enfin les accidents consécutifs qui peuvent survenir après l'opération même la mieux faite avec ces instruments.

Meirieu est le premier lithotritiste qui ait imaginé les forets à deux branches. M. Civiale fait constamment usage d'une fraise à tête; M. Leroy se sert d'une fraise à aile; M. Amussat d'un simple perforateur qu'il remplace par une pince à évider quand le calcul est troué; M. Heurteloup emploie un échopeur pour l'évider comme une coque. Nous passons sous le silence la fraise à virgule de ce dernier opérateur, attendu que cet instrument ne mérite pas l'importance que son auteur lui accorde ; d'ailleurs il rentre dans la catégorie des fraises excentriques, qui nous ont occupé, et avec lesquelles on perfore seulement la pierre, comme avec les fraises ordinaires. En général, l'incertitude, les inconvénients attachés au broiement par les procédés ordinaires, sont d'autant plus à redouter et plus nombreux que la quantité des morceaux que l'on fait est plus considérable. Nous avons dit que les opérateurs qui évidaient le calcul faisaient moins de fragments que ceux qui, comme M. Civiale, s'appliquent à le trouer dans tous les sens jusqu'à ce qu'il se brise ; mais nous avons dit aussi que les fragments qui résultent des procédés d'évidement étaient ordinairement plats, incurvés, et quelquefois même tranchants ; qu'ils pouvaient rester dans la vessie, et se dérober à toutes les recherches que l'on peut faire avec la pince à trois branches ; enfin nous avons dit encore que ces morceaux peuvent déchirer le canal de l'urèthre quand ils s'y engagent, ou déterminer des rétentions d'urine, des inflammations graves de la vessie ou des parties environnantes.

Voici un fait récemment arrivé, qui confirme

pleinement les craintes que nous avons élevées
à cet égard. Dans le courant du mois de mars
dernier, un homme âgé de cinquante ans, fort,
robuste et très bien portant, était entré à l'Hôtel-Dieu avec des symptômes de la pierre. L'existence de celle-ci fut bientôt reconnue, mais de
plus on reconnut aussi un catarrhe vésical abon-
dant, qui retarda fort long-temps l'opération.
M. Dupuytren s'étant décidé pour le broiement,
il se chargea de le pratiquer lui-même. Le 24
mai dernier, cette opération fut donc faite; le
malade fut des plus dociles, et l'opérateur des
plus adroits; la pierre fut saisie avec un rare
bonheur; à deux reprises différentes elle fut
broyée deux fois dans quelques instants. Le malade ayant rendu un peu de sang, M. Dupuytren crut qu'il était prudent de ne pas aller plus
loin pour le moment, de remettre de là à quelques jours le reste du broiement : en conséquence l'opéré fut envoyé au bain et replacé dans son
lit. Ne devait-on pas espérer des suites heureuses d'une opération faite avec tant d'habileté, et
par une main aussi exercée? Cependant il n'en
fut pas ainsi. Dès le même jour, le malade
éprouva des difficultés à rendre les urines : des
morceaux engagés dans le canal de l'uréthre

les empêchaient de couler. On fut obligé de le sonder plusieurs fois pour les repousser dans la vessie ; le lendemain et les jours suivants on réitera cette opération jusqu'à quatre ou cinq fois dans la journée. Quelques morceaux furent extraits ; quelques uns furent encore refoulés dans la vessie ; l'un d'eux s'arrêta tout-à-fait dans le canal de l'urèthre, nous l'avons senti : celui-ci a résisté à toutes les tentatives qu'on a faites, soit pour l'amener au dehors, soit pour le faire rentrer dans le réservoir urinaire. Quoi qu'il en soit, des symptômes graves se déclarèrent ; une grande sensibilité dans toutes les parties génitales se développa ; enfin la poitrine se prit, la fièvre redoubla ; le malade éprouvait de la difficulté à respirer ; quelques symptômes cérébraux se manifestèrent, mais ils furent bientôt couverts par ceux du thorax ; et le 2 juin, huit jours après l'opération la mieux faite, le malade succomba. A l'autopsie, quoiqu'elle ait été imparfaite, puisque la vessie ne fut point ouverte (M. Dupuytren était malade), on trouva le canal de l'urèthre déchiré sur plusieurs points, et une vaste inflammation dans les parties environnantes. On a dit que ce malade avait succombé à une affection de poitrine,

qui menaçait depuis long-temps : c'est une erreur, du moins celle-ci n'a point été la cause
directe de la mort. Quant à la prédisposition,
nous étions présent à l'opération, et nous pouvons assurer que le malade était bien portant
et dans les meilleures dispositions. D'ailleurs M.
Dupuytren est trop prudent pour entrepren-
dre une opération s'il en eût été autrement; son
diagnostic est trop sûr et son coup-d'œil trop
pénétrant pour qu'il ne s'en fût pas aperçu, s'il
en eût été ainsi. Cet individu est mort par suite
du séjour des morceaux arrêtés dans l'urèthre,
des tentatives nombreuses qu'on a été obligé de
faire pour les extraire, de la sonde qu'il a fallu
passer quatre ou cinq fois par jour pour le faire
uriner, ou pour repousser les fragments qui ob-
struaient ce conduit. Ces manœuvres ont déve-
loppé chez cet individu une inflammation dans
les organes urinaires ; celle-ci s'est répétée sur
le cerveau et vers la poitrine, comme cela arrive ordinairement ; enfin elle s'est concentrée sur
ce dernier viscère, et, malgré les soins les plus
assidus, le traitement le mieux conduit, le malade a succombé à une pleuro-péripneumonie,
qui ne saurait être considérée comme étant primitive.

De toutes parts on voit l'inconvénient qu'il y
a de réduire la pierre en morceaux. Pénétré de
cette vérité, nous avons dû nous appliquer dans
notre méthode à ne pas en faire. Dans ce but,
nous nous servons d'un instrument qui corrode
le calcul de la circonférence au centre, tandis que ceux de tous nos compétiteurs l'atta-
quent du centre à la circonférence : de cette
manière, il nous est presque impossible de faire
des morceaux, tandis que nos confrères ne peuvent s'en dispenser ; leur but d'ailleurs est d'en
faire le plus possible. Si on joint cet avantage
de notre procédé à celui de pouvoir retenir dans
notre pince les fragments qu'on ne peut pas
toujours éviter, ou qui résultent des dernières
divisions de la pierre, on se fera une juste
idée de sa supériorité sur tous ceux jusqu'ici
proposés.

Nous avions adopté dès le principe le *lithorineur à double lime* de Meirieu ; mais nous y avons
trouvé des défauts : la tige qui supporte les limes était unique et cylindrique dans toute son
étendue ; celles-ci s'articulaient sur les côtés de
ce tube, et leur extrémité intérieure, qu'on appelle la queue, roulait sur la même goupille,
dans un trou ovale ou dans une fente prati-

quée obliquement. Cet instrument n'était pas solide; de plus cette portion de la lime était plate et très mince; elle pouvait se casser; les goupilles pouvaient également se rompre sous les efforts répétés de l'archet, dans les mouvements de *va et vient* qu'elles ont à supporter. Ces divers accidents nous sont arrivés sur le cadavre, dans nos essais avec Meirieu; de plus encore, il nous est arrivé une fois de ne pouvoir fermer ces limes entièrement; les branches de la pince ensuite ne pouvaient plus rentrer dans leur tube; nous ne nous sommes aperçus de ces accidents qu'après avoir retiré l'instrument. Actuellement avec les nôtres, ceux-ci ne sont plus à craindre.

Le lithotriteur double de Meirieu constituait un levier du second genre, dont la puissance, qui représente la main de l'opérateur, était placée à l'extrémité intérieure ou queue de ces limes, le point d'appui à la jonction de celle-ci avec la tige principale, et sa résistance à leur extrémité extérieure ou la plus éloignée. Pour ces motifs cet instrument ne pouvait pas être solide: le bras du levier, qui doit supporter la résistance, était trop long comparativement à celui de la puissance; celui-ci en outre se trouvait trop rapproché du point d'appui. De plus, cet agent

destructeur ne présentait que de six ou huit lignes d'envergure, ce qui empêchait l'opérateur
de pouvoir attaquer un calcul d'un gros volume.
Pour remédier à ce double inconvénient , nous
avions d'abord pensé qu'il suffirait de fendre la
tige du lithorineur dans une certaine étendue ,
et ensuite d'articuler les deux limes qui le composent, chacune sur une goupille séparée ; mais
bientôt nous nous sommes aperçu que nous nous
étions trompé ; que ces deux goupilles différem-
ment disposées ne s'éloignaient pas assez l'une de
l'autre ; que la fente du lithorineur pouvait céder ; que la queue de ces limes pouvait se rompre,
les morceaux rester dans la vessie ; ou bien encore que celles-ci pouvaient ne pas revenir en
place, et empêcher ainsi l'instrument de se fermer, comme nous venons de le dire tout à l'heure.
Dans l'espoir de prévenir ces dangers , nous
avions fait évider en losange la surface interne
de cette fente, et nous avions fait remplir le
vide qui en résultait par une pièce en fer qui
augmentait la force de la pince centrale de la
tige ; mais encore ici notre espérance a été dé-
çue, parce que les deux branches de l'arbre du
lithorineur se trouvaient alors trop amincies, et
qu'elles ne pouvaient supporter le mouvement de

va et vient imprimé par l'archet. D'un autre côté, le point d'appui de ce levier devenait trop rapproché de la ligne verticale de la tige, et l'écartement ou l'envergure de nos limes n'offrait pas assez d'étendue. Enfin, dans le but d'obvier à tant d'inconvénients, nous avions imaginé de faire séparer les deux extrémités inférieures de cette même tige, et nous pensions qu'en donnant à la queue des limes plus de longueur, et surtout en les faisant articuler ensemble dans une mortaise pratiquée dans la pièce centrale qui forme le foret, nous arriverions au terme de nos recherches; mais ici de nouveaux obstacles nous attendaient : la fente de la tige du lithorineur était trop longue; chacune des branches qui en résultait, touchant trop tôt les parois de la pince qui les contient, ne pouvait plus tourner; encore cette fois nos efforts ont été inutiles, nos espérances ne se sont pas réalisées; de plus, la jonction de la queue des limes avec la division de la tige était trop faible, elle n'offrait pas assez de solidité. Désespéré de ne pouvoir obtenir quelque chose de satifaisant dans le système de Meirieu, nous résolûmes d'en changer, et en même temps de changer le mode de broiement. Dans cette intention, nous fîmes faire un foret

coudé qui avait beaucoup d'analogie avec l'échopeur de **M. Heurteloup** ; nous voulions attaquer
la pierre du centre à la circonférence, pensant
qu'il était indifférent que nous fissions des morceaux, puisque nous avions la facilité de les
retirer, et que d'ailleurs, ceux-ci ne retombant
pas dans la vessie, nous pouvions les écraser à
volonté. Cet instrument se composait d'une tige
droite sur laquelle se montait une espèce de scie
ou de lime qui se coudait au moyen d'un mécanisme caché ; mais dans cette circonstance
nous nous étions encore trompé : le mouvement circulaire de cette fraise n'était pas régulier ;
elle s'accrochait en tournant ; ensuite, manquant
d'un point de centre, elle ne mordait pas sur les
calculs un peu durs, et elle mordait trop sur
ceux qui étaient mous. De plus, les mouvements
alternatifs d'avant en arrière, par lequels nous
devions détruire les bords du trou évidé que nous
devions faire au calcul, ne pouvaient pas avoir
lieu ; le glissement de cet instrument dans l'intérieur des pinces était impossible : nous fûmes
contraint de rejeter ce système.

Dès lors nous revînmes à notre intention
primitive, celle d'user le calcul de la circonférence au centre ; et, dans l'espoir d'avoir un

instrument solide et très fort , nous fîmes faire
un lithotriteur à un seul tube. Le voici : une
petite tige qui passe dans le tube principal fait
mouvoir une lime plate qui rentre et disparaît
dans une fente ou mortaise pratiquée sur la
branche qui s'éloigne ; celle-ci est terminée par
un renflement pour la jonction de la lime transversale ; l'extrémité du tube principal se con-
vertit en foret, et sert de point de centre. Cet
agent destructeur n'a pas pu être mis en usage : la
branche mobile, qui s'écarte de sept ou huit lignes de l'axe de la pince, nous donnait, il est
vrai, la possibilité d'attaquer et de détruire un
calcul de 15 ou 16 lignes de diamètre ; mais la
marche de cette branche était difficile ; elle s'accrochait à chaque instant, soit contre les branches de la pince, soit sur la pierre qu'elle devait
corroder ; le point de centre s'échappait aussi du
trou où il tournait ; enfin , le broiement du
calcul était entravé. Nous avons dû y renoncer, parce qu'en outre ce lithotriteur imprimait
un mouvement de rotation trop fort à la pierre,
et la faisait fréquemment sortir de la pince.

Sans nous en apercevoir nous poursuivions
une chimère ; nous espérions cependant trouver
dans le système des fraises à une seule aile, que

nous venions de créer, un instrument solide et
dont la marche fût en même temps régulière et
facile : cela nous fut impossible. Quoi qu'il en
soit, nous fîmes fabriquer par M. Charrière,
qui était toujours l'interprète fidèle de nos intentions, mais qui était, comme nous, novice en
lithotritie, une fraise à tête et à aile mobile.
Quand elle est fermée, son point de centre rentre
et se perd dans la branche qui s'éloigne ; quand
au contraire elle est ouverte, elle présente à sa
surface intérieure un grand nombre de dents
qui corrodent rapidement la pierre ; mais ce
moyen n'agit que sur une petite surface, il fait
un trou, il prépare des morceaux, et si l'on développe la branche mobile de cette fraise dans
toute sa longueur, on retombe dans l'inconvénient que nous venons de signaler, c'est-à-
dire l'instrument s'accroche dans les branches
de la pince, sa marche est enrayée, le travail
de destruction suspendu : nous l'avons mis de
côté. Malgré cela, M. Charrière, qui avançait
dans la fabrication des instrumens de lithotritie, construisit, pour d'autres chirurgiens,
des fraises ou des forets simples d'après ce système, et c'est de là que sont venus les forets à
une seule aile généralement répandus, et dont

on attribue à tort l'invention à M. Pecchioli.

Profondément convaincu, après tant d'essais infructueux, de l'impossibilité de trouver dans le système des fraises à aile simple un moyen destructeur sur lequel nous pussions compter, nous avons reporté nos idées vers le système des fraises à aile double, que nous avions abandonné; et, important dans celui-ci l'expérience que nous avions acquise dans l'autre, nous avons fait établir des forets qui ne nous laissent plus rien à désirer. Nous n'y sommes cependant pas parvenu du premier coup; il nous a encore fallu beaucoup d'essais et beaucoup de tentatives inutiles pour y arriver. La première fraise à aile double que nous avons imaginée consistait en un tube principal comme tous les autres; une mortaise entière était pratiquée à son extrémité inférieure, qui se terminait ensuite par une mèche ordinaire à pointe et à pas contrariés. Deux limes qui se recouvrent réciproquement en se refermant s'articulent dans la partie inférieure de cette fente; deux ressorts qui sont le prolongement de la tige intérieure, qui se séparent, sortent de la partie supérieure de cette fente; ils viennent s'unir avec les limes à leur extrémité extérieure ou la plus éloignée.

Quand ce foret est ouvert il forme un losange ,
dont l'angle inférieur sert de pivot à la fraise,
et les angles latéraux servent à corroder le calcul, de la même manière que les deux pans qui
forment le côté. Cet instrument est d'une grande
force ; mais avec lui la destruction du calcul est
lente ; de plus, il fait un trou conique à la
pierre, et les deux extrémités du cône évidé ne
s'étendent pas toujours jusqu'aux limites du calcul ; il en reste souvent une portion sur le côté ;
enfin, ce foret préludait à faire des morceaux.
Nous l'avons abandonné, mais il nous a fourni
l'occasion d'imaginer celui que nous allons décrire.

Celui-ci se compose 1° d'un tube extérieur ,
d'un diamètre varié suivant le volume de l'instrument lithotritique lui-même ; 2° d'une tige
d'acier qui parcourt la moitié intérieure du tube ; l'autre moitié est occupée par deux autres
tiges plus petites, devant servir de ressort et s'ar-
ticulant avec les limes à leur extrémité la plus
éloignée. Les queues de ces limes sont à entablement ; elles se reçoivent mutuellement, et
roulent ensemble dans une mortaise pratiquée
à l'extrémité de l'arbre du lithotriteur, sur une
vis très forte Le bout de la queue des limes est

articulé de son côté avec les deux tiges d'acier
dont nous venons de parler, et l'arbre ou la
tige principale du lithotriteur se termine
par une portion aplatie, qui doit lui servir de pivot. Quand ces espèces d'ailes ou de
limes sont fermées cet instrument fait l'office
d'un perforateur simple, mais quand elles sont
ouvertes il présente dix-huit à vingt lignes d'é-
cartement ou d'envergure; ce qui nous permet
d'attaquer et de détru ire un calcul d'un pouce
et demi à deux pouces de diamètre.

L'extrémité extérieure de cet instrument
supporte un appareil de rappel qui doit le faire
ouvrir ou fermer. Cet appareil consiste dans une
tête qui roule dans une cavité; une vis placée
dans une gorge l'empêche d'en sortir; son centre
est percé d'un trou à filet où passe la queue du
lithotriteur. Cet assemblage est fixé sur la tige
principale de l'instrument au moyen de deux
petites vis. Le cuivrot, le pignon, ou tout autre
moyen servant à la rotation, doivent être adaptés
à cet ajoutage. Depuis l'invention de cet agent
destructeur, M. Charrière lui a fait supporter une modification que nous avons adoptée:
elle consiste, toutes les pièces qui la composent
restant d'ailleurs les mêmes, à donner aux deux

limes et même au pivot de cet instrument une
position oblique sur sa tige, de sorte que ces
deux limes, se croisant sur le pivot qui leur sert
d'appui, ajoutent encore par là à leur solidité. Pour mettre cet instrument en usage, et
pour procéder à la destruction de la pierre, on
l'introduit d'abord dans l'intérieur des pinces ;
quand il touche le calcul, et quand on est sûr
que celui-ci est bien fixé, on ouvre les deux
ailes du lithotriteur, au moyen d'un écrou à
oreilles placé à son extrémité manuelle. Une
aiguille et un cadran circulaire indiquent l'écartement que l'on peut leur donner ; on ouvre ces
ailes ou limes jusqu'à ce que leur pointe touche
le calcul dans l'endroit où il est maintenu et
circonscrit par les branches de la pince, de manière qu'en tournant elles ne laissent rien en dehors de leur aire. On reconnaît que le lithotriteur suit ses directions quand ses limes touchent
la surface intérieure des branches de cette pince.
Alors on commence le broiement.

On place d'abord l'archet sur le cuivrot, où
on ajuste le pignon à la roue à engrenage, quand
on s'en sert. On tourne, et, après avoir fait
faire un certain nombre de tours à la fraise, on
en resserre les ailes, afin de détruire le cône

que l'on a formé, ou bien on continue à corroder le calcul jusqu'à ce qu'il soit complétement détruit, ce dont on s'aperçoit aux repairs qui sont placés à cet effet, et à la facilité du jeu du lithotriteur dans l'instrument, enfin à la position du cuivrot qui touche la boite à graisse que l'on remarque au galet qui termine le tube de la pince. Pendant le travail, on a soin de s'arrêter de temps en temps pour interroger le malade, pour resserrer le calcul, et s'assurer de sa fixité, enfin, pour acquérir la preuve que les limes suivent effectivement la voie que nous venons d'indiquer. On acquiert cette conviction quand le bout des limes de la fraise gratte la surface interne des branches de la pince. Quand le broiement est fini, quand on n'a plus à détruire que les morceaux qu'on n'a pu éviter, ou ceux qui résultent nécessairement des dernières divisions de la pierre, sur lesquels le lithotriteur n'a plus de prise, on retire ce dernier instrument, on serre un peu plus les branches de la pince, et on la remplace par d'autres petites pinces destinées à reprendre ces morceaux, comme nous allons le dire dans un autre chapitre.

Nous croyons qu'il est inutile de signaler les changements et les essais que nous avons faits pour perfectionner l'appareil de rappel qu'on remarque à l'extrémité manuelle du lithotriteur. Ce système a été créé par nous; les moyens que Meïrieu avait imaginés étaient défectueux, et d'une marche infidèle. Quant aux autres opérateurs, MM. Civiale, Leroy, Amussat, ils n'en avaient pas besoin : les fraises ou les forets dont ils font usage les en dispensent. Depuis, tous les chirurgiens qui se sont occupés de la lithotritie ont adopté le mécanisme que nous venons de décrire.

MOYENS ROTATEURS.

Les moyens rotateurs ont peu varié depuis la découverte de la lithotritie. M. Civiale a toujours fait usage de l'archet; M. Leroy, par les conseils de Ducamp, avait substitué cet instrument à la manivelle; M. Amussat emploie successivement l'un et l'autre; M. Heurteloup n'a rien proposé de nouveau à cet égard. Meïrieu se contentait d'adopter la manivelle, et dans nos essais en commun nous n'avions pas d'autre moyen de rotation. Quant à nous, nous avons adopté l'archet. Nous avons cru un instant pouvoir remplacer cet instrument par un appareil à engre-

23.

nage ; nous verrons plus loin que nous nous sommes trompé.

La manivelle a l'inconvénient de débiter trop lentement, mais ce moteur a l'avantage d'imprimer à la pierre et médiatement à l'instrument lithotriteur et au calcul un seul et léger mouvement de torsion toujours dans le même sens, ce qui le rapproche, sous ce rapport, des appareils à engrenage. L'archet serait véritablement le moyen rotateur par excellence, le plus expéditif, celui qui débiterait le mieux, s'il n'avait le désavantage d'exposer la pierre à sortir de la pince, et de faire éprouver à tout l'appareil lithotritique un mouvement de *va et vient* ou de torsion sur lui-même et en sens opposé, qui n'est pas sans danger. En outre nous avons dit, en parlant des méthodes ordinaires, que, lorsque les instruments lithotriteurs n'ont qu'un seul support, ils peuvent se déplacer ; la pince peut facilement glisser, toucher les parois de la vessie, offenser ce viscère. Quand on se sert de l'archet, ces accidents deviennent imminents : tous les efforts du broiement se répètent alors sur l'extrémité de la pince, qui, à son tour, les communiquant aux parois de la poche urinaire, la fait entrer en contraction ; dans les cas même

les plus heureux, ces mouvements ne se trouvent bornés en haut que par la symphyse du
pubis, et en bas par la glande prostate et l'o-
rifice de ce réservoir. De quelque manière que
ce soit, on voit que, si l'on fait usage de l'archet,
l'instrument lithotriteur n'ayant qu'un seul point
d'appui, on s'expose à blesser ou à fatiguer la
vessie, et même à occasioner des douleurs au
malade, qui forcent à interrompre l'opération.
Nous avons été témoin de plusieurs faits semblables. Dans notre méthode nous avons évité
ces inconvénients en établissant deux supports
pour fixer l'instrument.

Quant au système d'engrenage, nous avions
d'abord eu quelque espoir de l'appliquer avec
succès à la lithotritie, mais nous venons d'acquérir la dispendieuse et pénible preuve du contraire. Nous avions fait exécuter, il y a déjà
long-temps, un petit système de rouage que
nous adaptions au point d'appui antérieur de
notre lit; mais nous l'avions abandonné, comme
étant d'une expédition trop lente, et devant par
conséquent prolonger l'opération au-delà du
temps qu'il convient. Il y a quelques mois, ce
désir nous est revenu; nous avons fait faire, et à
grands frais, une petite machine très bien con-

que, nous pouvons le dire, et soigneusement
exécutée; mais, après un court essai, nous avons
eu la douleur de nous voir contraint de l'abandonner : elle était trop faible, et son mécanisme surtout était trop lent, malgré tout ce que
nous avons fait pour éviter cet inconvénient.
Nous disons la douleur et on nous pardonnera
cette expression ; car on ne saurait se figurer le
désappointement d'un inventeur qui, croyant
avoir trouvé quelque chose de bien, reconnaît
ensuite qu'il s'est trompé, et voit toutes ses
pensées, toutes ses espérances tout à coup dé-
çues. Nous allons cependant décrire cette machine, dans l'espoir que quelques autres opérateurs trouvront le moyen d'y ajouter ce qui lui
manque pour que la méthode du lithotriteur
soit plus rapide, soit en multipliant les roua-
ges, soit en donnant à ceux-ci plus de diamètre. Une roue dentée sur champ roule sur
deux supports; l'un d'eux, à équerre, présente un trou à son milieu pour le passage de
l'arbre de cette roue, dont le second support
offre le pivot. On remarque sur celui-ci deux petits anneaux pour placer les doigts, une tige qui
sert de pivot à la queue du lithotriteur, et une
autre tige à ressort à boudin, destinée à faire

ouvrir et fermer cet instrument. Cet appareil est monté sur un manche que l'opérateur prend d'une main., tandis que de l'autre il fait aller une manivelle placée sur le côté du premier support dont nous avons parlé ; les dents de la roue ci-dessus mentionnée s'engrènent sur un pignon fixé sur la tige du lithotriteur ; ce pignon a un pouce de diamètre ; il est mobile, et peut être ôté et remplacé par un cuivrot, quand on veut se servir de l'archet. L'application de cet assemblage à l'instrument du broiement était facile et prompte, mais, nous l'avons dit, sa marche était trop lente ; et par suite la corrosion du calcul avait trop de durée : nous avons été obligé de l'abandonner.

M. Leroy, et peut-être avant lui Meirieu, ensuite MM. Pravatz et Rigal, ont également voulu faire usage des systèmes d'engrenage comme moyens rotateurs dans les instruments de lithotritie. Celui de Meirieu n'a jamais été achevé ; M. Leroy a complétement abandonné celui qu'il avait imaginé ; M. Pravatz ne conserve le sien que parce qu'il ne peut s'en passer, et que ses instruments sont tout-à-fait impropres à recevoir d'autres moyens rotateurs. Quant à celui de M. Rigal, il est essentiellement mauvais ; son action est encore plus lente que celle des systèmes dont nous venons de parler ; il doit être également abandonné. En définitive, on voit que les roues à engrenage seraient de bons moyens de rotation si on pouvait accélérer leurs mouvements. En attendant, nous croyons qu'il faut s'en tenir à l'archet. Nous nous sommes appliqué dans notre méthode à faire disparaître quelques uns des inconvénients qu'il présente, en évitant que les branches de notre pince pussent, dans aucun cas, toucher les parois de la vessie.

Les moyens destructeurs de la pierre sont puissamment secondés par l'usage des poussiers, ou tous autres moyens destinés à appuyer le lithotriteur sur la pierre, et à faire mordre cet instrument. M. Civiale continue d'employer un ressort à boudin, renfermé dans un tube monté sur la poupée mobile de son chevalet. Nous ne concevons pas l'éloignement de ce praticien distingué pour tout autre moyen : car il a dû certainement remarquer plusieurs fois qu'il y a de l'inconvénient à presser avec une égale force sur un calcul dur et sur un calcul mou, parce que, dans le premier cas, la perforation est lente, et dans le second elle est trop rapide ; de plus, dans celui-ci surtout, on s'expose à voir le calcul se diviser et non se moudre. Nous concevons que M. Civiale fasse des morceaux, puisqu'il ne peut pas faire mieux; mais nous ne comprenons pas pourquoi ce chirurgien habile ne cherche pas à en faire le moins possible. M. Leroy pousse l'instrument lithotriteur avec sa main, après en avoir couvert l'extrémité avec un morceau de linge ou le coin d'une serviette; quelquefois il en dirige la marche avec le pouce; mais nous ferons remarquer que, de cette manière, cet ingénieux lithothritiste se prive de la facilité de retirer son perforateur quand il mord trop, et de le diriger ensuite comme il convient. Quant à M. Amussat, on sait qu'il appuie la poitrine sur une espèce de *conscience* qui presse la queue de son foret; nous ne reviendrons pas sur l'inconvenance d'un semblable procédé. M. Heurteloup emploie les mêmes moyens que M. Leroy, dont il a adopté la plupart des instruments. Meirieu n'avait rien imaginé à ce sujet, puisqu'il se servait de la manivelle. Nous avons donc été obligé de nous créer un agent de pression. Celui-ci consiste tout simplement dans une olive en bois traversée par une petite tige de fer à renflement creusé d'une cavité dans laquelle est une

tête tenue en place par une goupille ; cette tête est
unie à une petite pièce percée d'un trou à filet ou
à frottement ; on y place la queue du lithotriteur,
et on arrête celle-ci au moyen d'une vis. Cet
auxiliaire très simple donne à l'opérateur la facilité de retirer ou d'avancer le lithotriteur, de
retarder ou d'accélérer sa marche. Son usage est
très utile, et nous ne concevons pas comment
certains opérateurs peuvent s'en passer, et confier à toute autre force qu'à une puissance tac-
tile, le pouce et le premier doigt, le temps le
plus délicat et le plus difficile à suivre de l'o-
pération du broiement, et celui surtout qui
influe si puissamment sur sa réussite.

MOYENS D'EXTRAIRE LES MORCEAUX.

Tous les procédés lithotritiques jusqu'ici inventés ont pour but de convertir la pierre en
morceaux. Les premiers opérateurs se sont con-
tentés de multiplier ceux-ci, dans l'espoir sans
doute que les contractions de la vessie suffiraient
seules pour les expulser ; ils se sont trompés :
une foule de cas, dont nous avons parlé, en offrent des preuves. Quelques chirurgiens lithotritistes venus en seconde ligne, s'étant aperçus

de ce grave inconvénient, ont voulu y remédier.
De là l'invention des brise-pierres, des brise-
coques, des pêche-pierres, etc.; mais aucun
d'eux n'est arrivé au but qu'il se proposait. Après
avoir essayé de faire subir quelques changements avantageux aux instruments lithotriteurs
ordinaires, soit en leur ajoutant une ou plusieurs
branches, soit en changeant les formes de la
fraise, on a fini par y retomber; et aujourd'hui
la généralité des chirurgiens n'en connaissent
pas d'autres. Les morceaux existent encore en
lithotritie; il est cependant essentiel de les éviter, et ce ne sera que quand on y sera parvenu
qu'on aura vraiment apposé le cachet de perfection à cette opération, comme on a pu le voir
par ce qui précède. Si nous n'avions eu à nous
occuper que de ce que nous avons fait à ce sujet, nous aurions pu facilement supprimer ce
chapitre, attendu que l'extraction des fragments
de calcul, que nous n'avons pas pu éviter entièrement, a lieu immédiatement dans notre procédé, et ne constitue pas une opération à part,
comme dans les autres méthodes; en outre il est
à remarquer que le temps du broiement le plus
long, le plus incertain et le plus difficile pour
nos compétiteurs, est devenu le plus simple, le

plus sûr et le plus facile pour nous. En effet, reprendre par parcelles dans la vessie les fragments de calcul qu'on y a semés ne nous paraît pas être une chose facile ; au contraire cela doit être le moment de l'opération le plus dangereux pour le malade, et le plus embarrassant pour le chirurgien ; disons mieux, c'est véritablement le côté faible et le plus défectueux de la lithotritie, quand on la pratique par les méthodes actuelles. Nous pouvons espérer avoir rempli cette lacune dans la brillante découverte qui nous occupe ; et quand nous l'aurons prouvé, il nous sera permis de dire que ce n'est pas le moindre service que nous lui avons rendu.

Tout était à faire sur ce point de la lithotritie : car M. Civiale, dès l'origine, comme il le fait encore aujourd'hui, se servait, pour extraire les morceaux, du même instrument qu'il a employé pour les faire. M. Leroy suit absolument la même méthode ; et MM. Amussat et Heurteloup, quoiqu'ils aient imaginé, le premier un brise-pierre, le second un brise-coque, n'en sont pas moins réduits à cette extrémité. La science étant stationnaire, il nous a donc fallu tout créer sur ce point. Meirieu n'avait rien fait pour cet objet, attendu qu'il croyait pouvoir détruire entièrement le calcul dans l'intérieur de ses pinces, comme le veut encore aujourd'hui M. Récamier ; mais nous avons dit que cela était impossible, et nous avons démontré la source de cette erreur. On peut bien en effet, jusqu'à un certain point, éviter de faire des morceaux ; mais dans aucun cas on ne peut prévenir ceux qui résultent forcément des dernières divisions de la pierre. Voilà cependant ce que nous sommes parvenu à faire, et ce qui constitue précisément l'une des principales différences qu'il y a entre les méthodes de nos confrères et la nôtre. Voici notre manière d'opérer pour détruire complétement, et amener au dehors sans désemparer, tous les morceaux qui restent dans nos pinces après le broiement. Quand l'on s'est assuré que la cage qui renferme les fragments est bien fermée au moyen du cordonnet destiné à cet objet, on introduit, par le canal central de cette pince, une autre pince plus petite, à trois ou à six divisions, munies de crochets ou de griffes à leur intérieur, qui accroche et qui s'empare de tous les morceaux les uns après les autres, qui les comminue quand ils sont trop gros, et qui ensuite les extrait sans en laisser aucun. Ce temps de l'opération dure quelques minutes, et quand cette petite pince ne rencontre plus de fragments, on peut être sûr qu'il n'en existe pas davantage, et que le broiement est achevé. Alors on la retire; on retire également la pince principale, après l'avoir fait rentrer dans sa gaîne, et l'opération est entièrement terminée.

Par ce procédé, nous n'avons pas à craindre de voir la vessie être blessée par des fragments anguleux; de voir le canal de l'urèthre être déchiré par ceux qui s'engagent dans ce conduit, ou que l'on extrait avec la pince à trois branches (1) ; nous n'avons pas non plus à craindre de laisser des fragments de calcul dans la vessie, ni de voir la maladie se reproduire.

Nous avons encore imaginé un instrument particulier pour extraire les petits calculs entiers qui s'arrêtent dans le canal de l'urèthre. L'idée de celui-ci ne nous a point été suggérée par la nécessité où nous nous sommes trou-

____

(1) Cet accident est encore tont récemment arrivé entre les mains de M. Amussat, malgré l'habileté de cet opérateur ; le canal de l'urèthre a été éraillé ; il y a eu une forte hémorrhagie ; le malade est mort.

vé d'extraire des fragments faits par notre
méthode, puisque nous n'en faisons pas ; mais
par l'insuffisance des moyens généralement mis
en usage dans ce cas, ou chez des individus affectés de la gravelle. M. Civiale emploie à cet
effet une petite pince à trois branches ou seulement à deux ; M. Leroy en fait autant ; M.
Amussat a fait construire, pour le même objet,
un instrument dilatateur dont on trouve la description et le modèle dans le catalogue des instruments de Weis (1). M. Heurteloup n'a rien
proposé à cet égard, et c'est peut-être pour ce
motif que la méthode de ce chirurgien, où ces
moyens seraient si nécessaires, a éprouvé tant
de revers. On a dit que, chez Désaugiers, outre
les nombreux fragments qui sont restés dans la
vessie, ceux qui se sont engagés dans le canal de
l'urèthre ont été une des principales causes de la
mort. L'instrument que nous proposons, dans
le but de remédier à ce que ceux qui précèdent
ont de défectueux, est une modification de la
pince de Hales, dite de Hunter ; seulement elle

---

(1) *Catalogue of chirurgical instruments.* Londres,
1825, page 43.

est beaucoup plus forte, et les cuillerons sont plus recourbés ; un foret propre à briser la pierre, imité du *foret à chemise* de M. Rigal, en remplit la cavité intérieure. Pour se servir de cette pince, on la graisse et on l'introduit fermée dans le canal de l'urèthre ; quand on touche la pierre, on ouvre l'instrument et on la saisit. Si celle-ci est peu serrée par la contraction de ce conduit, on peut l'extraire immédiatement, sans qu'il soit nécessaire d'en agir autrement. Si on ne le peut pas, on fixe la pince sur le tube, à l'aide d'une vis placée à son extrémité postérieure ; on pousse ensuite le foret perforateur jusque sur le calcul, on y fait un trou, et quand on présume que l'on a pénétré dans son épaisseur, on le fait éclater en faisant écarter les branches du foret ; on en extrait ensuite les fragments les uns après les autres.

Voici une dernière expérience que nous avons faites pour prouver la supériorité de notre méthode sur les autres. Nous avons pris une vessie de cochon ; après l'avoir remplie d'eau, nous y avons mis une pierre ; nous avons pris celle-ci à différentes fois avec la pince à trois branches, et dans la position où elle se présentait d'elle-même à cet instrument : nous l'avons souvent

manquée ; mais toutes les fois que nous sommes
parvenu à la saisir et à la fixer, elle s'est toujours
présentée à nous dans une position différente (1).
Nous avons répété la même épreuve avec notre
instrument, et nous avons toujours pris le calcul
dans le même sens (2). Voulant ensuite apprécier les effets des agents destructeurs proposés par les divers auteurs, comparativement à
ceux que nous obtenons avec le nôtre, nous
avons mis successivement dans la même poche
dix calculs, de la même forme, du même volume, et de la même composition. Nous les avons
ensuite broyés ou attaqués les uns après les autres et dans la position où ils se sont offerts
d'eux-mêmes aux lithotriteurs. Chaque séance de broiement durait quinze minutes pour
un seul calcul. Avec les instruments ordinaires
nous avons obtenu des trous plus ou moins
grands, des fragments plus ou moins plats et
plus ou moins nombreux (3); avec les nôtres au
contraire nous avons toujours eu le même résultat, c'est-à-dire de la poussière grossière,
mais assez fine cependant pour passer facile-

---

(1) Voyez la planche ix.
(2) id.   id.
(3) id.   . id.

ment par le canal de l'urèthre, en guise de morceaux ; et quand nous n'avons pas pu terminer le broiement sans désemparer, nous n'avons jamais eu qu'un seul segment de calcul à reprendre dans la séance suivante. Enfin le calcul s'est toujours présenté dans nos pinces dans le sens le plus favorable à sa destruction (1).

—

Nous avions l'intention d'ajouter à ce travail la description d'un nouveau procédé pour pratiquer l'opération de la taille au-dessus du pubis, ainsi que les dessins des instruments nouveaux que nous avons imaginés à ce sujet, de ceux surtout qui sont destinés à prévenir l'infiltration urineuse après cette opération ; mais l'accroissement que cela eût donné à ce volume nous a décidé à retarder cette publication jusqu'à ce que nous fassions connaître quelques autres recherches que nous avons faites sur les maladies des voies urinaires.

(1) Voyez la planche ix, et l'explication.

FIN.

EXPLICATION DES PLANCHES.

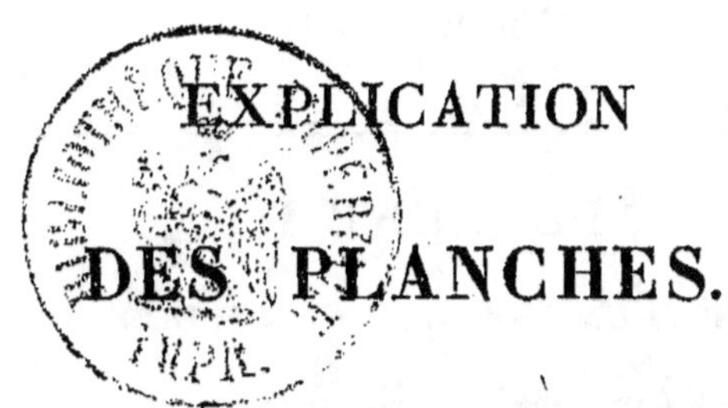

PLANCHE Ire.

INSTRUMENTS DE M. GRUITHUISEN.

FIGURE Ire. — Sonde droite de 13 à 14 pouces de longueur
et 4 lignes de diamètre, munie d'un mandrin destiné à
en faciliter l'introduction dans la vessie.

FIGURE 2. — Couronne de trépan, accompagnée de son
tube, destiné à être introduit dans la vessie par la sonde
qui précède. *a*, la poulie pour recevoir la corde de
l'archet. *bbb*, rondelles en cuivre pour empêcher la tige
de la couronne de vaciller dans le tube. *c*, trou pratiqué sur le corps du tube principal pour le dégage-
ment du détritus du calcul.

FIGURE 3. — Même tube armé d'un perforateur en fer de
lance. *a*, poulie pour recevoir la corde de l'archet. *bb*,
extrémité de l'anse de fil de laiton. *ccc*, cette anse.

FIGURE 4. — Même tube avec un crochet destiné à broyer
les morceaux de calcul.

FIGURE 5. — Pince destinée à écraser les fragments de
calcul. *bb*, saillie intérieure du tube ayant pour objet
de faciliter le rapprochement des mors de cette pince.

—

24.

PLANCHE II.

INSTRUMENTS DE M. CIVIALE.

FIGURE 1re.—Appareil lithotriteur complet. *aaaaa*, chevalet monté sur l'instrument. *bb* , poupée mobile qui porte un ressort à boudin. *ccc*, tube qui le renferme. *dd*, vis de pression pour arrêter la poupée et modérer l'action du ressort à boudin. *ee*, cuivrot pour recevoir la corde de l'archet. *f*, vis de pression pour fixer la pince à trois branches quand le calcul est saisi.

FIGURE 2. — Fraise à tête ; elle s'introduit entre les branches de la pince par leur extrémité antérieure : une fois qu'elle est en place, on ne peut plus l'ôter pour injecter de l'eau dans la vessie. *a*, tête taillée à pan et à pointe de diamant.

FIGURE 3. — Même fraise que la précédente, mais dont l'insertion de la tige sur la tête est excentrique. Celle-ci est destinée à faire à la pierre un trou évidé et plus grand qu'avec la fraise ordinaire.

FIGURE 4.—Instrument destiné par M. Civiale à extraire des fragments de calcul du canal de l'urèthre.

M. Civiale a encore proposé plusieurs autres instruments dans son ouvage. Nous ne les décrivons pas, parce qu'il n'en fait pas usage.

PLANCHE III.

INSTRUMENTS DE M. AMUSSAT.

FIGURE 1. — Appareil complet. *aaa* , branche de la pince pour recevoir la corde de l'archet. *e* , conscience faisant partie du tour à main , et contre laquelle M. embrassant le calcul *b*. *cc* , perforateur. *dd* , cuivrot

Amussat appuie sa poitrine. *f*, poignée du tour à main destinée à recevoir la main gauche de l'opérateur.

FIGURE ij. — Foret simple se terminant par une mèche.

FIGURE iij. — Brise-pierre. *aa*, ses deux mâchoires. *bb*, tube qui renferme les branches. *cc*, tige à filet qui les réunit. *d*, vis de pression pour les fixer. *eeee*, tourniquet destiné à faire remonter ces branches dans le tube principal. *f*, poignée pour recevoir la main gauche de l'opérateur.

FIGURE iv. — Pince à évider. *aa*, branches cannelées. *b*, traverse à bascule pour les écarter. *c*, vis de rappel pour faire monter ou descendre la traverse. *d*, aiguille destinée à indiquer, à l'aide des divisions du pied, le degré d'écartement des branches de cet instrument. *ff*, manivelle pour le faire tourner.

FIGURE v. — La même pince représentée fermée.

FIGURE vi. — Etau à main. M. Amussat en place ordinairement deux en xx (voyez figure 1re), échancrure pour recevoir le tube de l'instrument lithotriteur. *bb*, vis de pression. *cc*, poignée de l'étau.

PLANCHE IV.

INSTRUMENTS DE M. LEROY.

FIGURE j. — Instrument lithotriteur ordinaire, monté sur le chevalet que M. Leroy avait primitivement adopté. *a*, cuivrot pour recevoir la corde de l'archet. *bb*, poupée mobile destinée à faire marcher la fraise dans l'intérieur de la pince. *c*, vis de pression pour arrêter cette poupée.

FIGURE ij. — Perforateur simple.

FIGURE iij. — Fraise à tête destinée à gruger le calcul du centre à la circonférence. *aa*, tête cannelée. *b*, cuivrot pour recevoir la corde de l'archet. Cet instrument a été abandonné ; M. Leroy l'introduisait dans la pince à l'aide d'un tube qu'il laissait en place.

FIGURE iv. — Fraise, ou scie coudée comme l'échoppeur de M. Heurteloup, et destinée, comme ce dernier instrument, à évider le calcul du centre à la circonférence; on l'introduisait également dans un autre tube.

FIGURE v. — Autre fraise, ou scie double, à laquelle ressemble beaucoup le foret à chemise récemment proposé par M. Rigal. On y remarque : *a*, la même puissance d'écartement; *b*, cuivrot destiné à la faire tourner. Elle s'introduisait aussi à l'aide d'un autre tube.

FIGURE vj. — Fraise à deux ailes dont M. Leroy se sert actuellement; elle est représentée fermée.

FIGURE vij. — Même instrument représenté de côté.

FIGURE viij. — Même instrument représenté avec les ailes saillantes. *aa*, ces deux ailes. Elles manquent d'un point de centre; elles peuvent facilement se tordre, ou se casser. *b*, trajet que ces ailes parcourent pour rentrer dans la tige du lithotriteur.

PLANCHE V.

INSTRUMENTS DE M. RIGAL.

FIGURE j. — Chevalet à crémaillère. *aa*, poupée mobile. *b*, pignon à clé pour la faire marcher. *c*, cuivrot pour recevoir la corde de l'archet. *d*, pivot pour recevoir la queue de la fraise. *e*, entablement pour recevoir le boulon que l'on remarque à l'entrée du tube principal de l'instrument. *f*, petit chapeau pour le contenir.

FIGURE ij. — Vilebrequin à engrenage, généralement employé dans les arts. *a*, poignée pour le soutenir. *b*, manivelle pour le faire tourner. *c*, prolongement pour recevoir la queue du foret perforateur. *d*, petite vis pour la fixer.

FIGURE iij. — Foret à chemise. *aa*, branches qui s'écartent. *b*, prolongement de la tige qui se retire entre elles deux pour les faire écarter.

Figure 3 *bis*. — Même instrument, avec la tige dont nous venons de parler , saillante au-dehors, et telle qu'elle doit être placée pour commencer la perforation.

Figure iv. — Foret dit *à couteaux*, dépouillé du tube qui l'enveloppe. *a*, pivot-foret. *bbb*, couteaux articulés.

Figure v. — Brise-pierre droit à deux branches *aa*. *b*, tube qui les contient. *cc*, fil imité de celui de nos pinces pour retirer ces branches quand elles viennent à casser. *dd*, système de rappel.

Figure v *bis*. — Même instrument courbe.

Figure vi. — Lit portatif. *a*, feuillet sur lequel le malade s'asseoit. *b*, second feuillet sur lequel il est couché.

M. Rigal adapte à la table sur laquelle il place son lit des sandales pour recevoir les pieds du malade, et une espèce d'étau pour supporter l'instrument.

Figure vij. — Sonde de gomme élastique pour redresser le canal de l'urèthre. L'extrémité antérieure de cette sonde contient la spirale de la figure suivante.

Figure viij. — Cette spirale.

Figure ix. — Mandrin à écrou. *a*, cet écrou. *b*, manivelle pour le faire tourner et le faire pénétrer de vive force jusque dans la vessie.

PLANCHE VI.

PINCE A TROIS BRANCHES, CASSÉE OU FORCÉE.

Figure j. — Pince à trois branches dont la virole, *aa*, de l'extrémité du tube, a éclaté par la force que l'on a employée pour retenir le calcul.

Figure ij. — Pince dont l'une des trois branches a été forcée, et qui ne peut plus rentrer dans le tube *a*.

Figure iij. — Pince dont l'une des branches est brisée et restée dans la vessie.

PLANCHE VII.

INSTRUMENT A POCHE.

FIGURE j. — Instrument fermé et disposé pour être introduit dans la vessie. AB, les deux tubes. EE, cloison
qui les sépare. C, poche en baudruche, repliée sur elle-
même à l'extrémité du tube. *a*, tige ou manche de la
poche. *c*, petite tige destinée à la faire ouvrir.

FIGURE ij. — Poche en baudruche, isolée de son tube. *aa*,
le manche. *bbb*, orifice de cette poche. *cc*, tige destinée à la faire ouvrir au moyen de deux arcs-boutants
placés en *dd*.

FIGURE iij. — Petit écouvillon destiné à pousser la poche
dans le tube B de la figure 1, en cas que la baudruche
éprouve quelque difficulté à se déployer.

FIGURE iv. — Instrument à poche avec un calcul déjà engagé dans son ouverture. *a*, ce calcul à moitié enveloppé.

FIGURE v. — Même instrument avec le calcul complétement enveloppé et isolé des parois de la vessie. *a*, ce
calcul. *b*, orifice du sac rétiré au dehors, dont le
manche est démonté.

PLANCHE VIII.

INSTRUMENTS DIVERS.

FIGURE j. — Instrument à poche, destiné à être introduit
dans l'intestin rectum, pour le distendre, et, par suite,
élever un calcul qui serait au niveau de la glande prostate, que l'on suppose augmentée de volume. *aa*, traits
d'une sonde de gomme élastique qui sert de conducteur
à cette poche. *b*, tube pour y introduire de l'air. *c*,
robinet pour empêcher l'air de s'échapper.

Figure ij. — Sonde à redresser le canal de l'urèthre, et propre aussi à comprimer la glande prostate. *aaa*, séries de pièces articulées. *b*, vis de rappel destinée à faire mouvoir un ressort de montre contenu dans le tube *cc* et dans l'épaisseur des pièces *aaa*.

Figure iij. — Même instrument complétement redressé, vu par sa face supérieure.

Figure iv. — *Speculum vesicæ*. A, miroir réflecteur renfermé dans une chambre noire. BC, deux petits tubes pour contenir deux bougies allumées. D, ouverture pour laisser passer l'air. E, autre miroir réflecteur presque plat et percé d'un trou en *a*.

Figure v. — Tube du *speculum vesicæ*, démonté et muni d'un mandrin pour en faciliter l'introduction dans la vessie.

Figure vj. — Miroir réflecteur démonté.

Figure vij. — Support de ce miroir également démonté.

Figure viij. — Autre miroir réflecteur monté sur une douille qui permet d'avancer ou de reculer ce miroir pour le mettre à la portée de la vue de l'observateur.

Figure ix. — Sonde à chapelet. Nodosités pour produire le bruit de *rat*.

Figure x. — Embout dont la boule *a* se place dans l'oreille.

Figure xj. — Stéthoscope, à cône très évasé, destiné à être appliqué sur la région de la vessie, pour recueillir le bruit que l'on produit avec la sonde contre un calcul.

PLANCHE IX.

EXPÉRIENCES.

Figure j. — Calcul oval saisi par la pince à trois branches. *a*, fraise à tête prête à le perforer. Quand on y a fait un trou, on le lâche pour le reprendre dans un autre sens.

Figure ij. — Calcul de la même forme saisi seulement par l'extrémité des branches de la pince. Il est évident que, pour peu que l'on pousse contre lui le lithotriteur *a*, il s'échappera , et retombera dans la vessie, où il faudra de nouveau aller à sa recherche.

Figure iij. — Autre calcul oval saisi seulement entre deux branches de la pince. Il n'est pas nécessaire de dire qu'il ne peut pas résister à l'action du lithotriteur dans cette position, ni qu'à la moindre pression de la part de cet instrument ce calcul doit basculer et retomber dans la vessie.

Figure iv. — Autre calcul oval, assez bien saisi. Dans le cas où on ferait agir la fraise *a*, dans cette position, on ne ferait qu'un trou à ce corps étranger dans l'un de ses plus petits diamètres.

Figure v. — Calcul rond parfaitement bien embrassé par les branches de la pince. Dans cette position on peut facilement le trouer. On le lâche après pour le reprendre.

Figure vj. — Calcul rond saisi par deux branches de la pince ; il ne peut pas même être attaqué dans cette position, la fraise ne l'atteindrait pas, elle passerait à côté. Dans ce cas il faut immédiatement le lâcher pour le reprendre.

Figure vij. — Calcul plat ; il est placé dans un sens favorable à sa perforation, mais on ne peut y faire qu'un trou. On le lâche après.

Figure viij. — Autre calcul rond, pris dans un sens moins favorable à sa destruction ; le lithotriteur peut passer à côté sans l'endommager.

Figure ix. — Calcul long saisi seulement par deux branches de la pince ; *a*, la fraise à tête ; pour peu qu'on la pousse, le calcul doit être chassé.

Il est facile de voir que l'on peut varier et multiplier ces positions à l'infini. Ce petit nombre suffit pour donner une idée des inconvénients que nous avons signalés dans le cours de notre travail.

Nous n'avons parlé que de la fraise à tête seulement, parce que c'est l'agent destructeur le plus généralement adopté par les opérateurs. Il est facile de prévoir ce qui peut arriver avec les autres.

Les figures x, xj, xij, xiij, représentent des calculs ovals, longs, ronds, plats, saisis et embrassés par notre pince. De quelque manière qu'ils soient saisis d'abord, ils finissent toujours par tomber dans la position où ils sont représentés dans cette planche.

Figure xiv. — Calcul oval, attaqué et broyé avec la fraise à tête placée au-dessous. Il est facile de voir qu'on y a fait plusieurs trous ; que ceux-ci sont confondus, sans qu'aucun d'eux ait perforé le calcul.

Figure xv. — Calcul corrodé par la fraise à tête et à pointe excentrique ; après quelques perforations ce calcul a éclaté. Nous ne représentons pas ici les morceaux qui se sont faits pendant le broiement ; il suffit de dire qu'il aurait fallu aller les chercher les uns après les autres pour terminer l'opération.

Figure xvj. — Calcul évidé avec la pince de M. Amussat ; il a été saisi en travers ; l'évidement s'est opéré dans l'un de ses plus petits diamètres. Plusieurs fragments anguleux ont eu lieu outre les deux principaux que nous représentons ici.

Figure xvij. — Calcul oval troué avec la fraise à aile dont se sert actuellement M. Leroy. Ce trou est plus grand qu'il n'eût été avec la fraise à tête. a laisse voir un trou commencé avec lequel celui-ci s'est rencontré.

Figure xviij. — Calcul oval attaqué obliquement avec le lithotriteur à aile ; quelques fragments plats et tranchants ont eu lieu. Nous ne les représentons pas ici.

Figure xix. — Calcul oval éclaté par le foret à chemise de M. Rigal. Ces deux fragments sont seuls ; il faut recommencer, et les reprendre successivement jusqu'à ce qu'ils soient assez petits pour passer par le canal de l'urèthre. Ce travail est long et très incertain.

Figure — xx. Fraise à tête et à aile, modifiée par M. Charrière.

Figure xxj. — Fraise à tête et à chemise de M. Rigal.

On voit que toutes ces fraises et tous ces moyens de destruction ont le même but, celui de réduire en morceaux le calcul que l'on veut détruire ; ces fragments sont plus ou moins gros, plus ou moins aigus, plus ou moins nombreux, suivant que le calcul lui-même est plus dur, qu'il a été attaqué dans son plus long diamètre, que le perforateur a pénétré plus près de son

centre avant de l'éclater, et suivant aussi qu'il a été
plus ou moins bien saisi par la pince à trois branches.
Dans tous les cas, il faut recommencer pour chaque
fragment l'opération comme si le calcul était entier.
Figure xxij. — Cette figure représente un calcul déjà
troué dans plusieurs sens; une branche de la pince
s'est engagée dans l'un de ses trous, en faisant de nouvelles recherches. Ce cas est très embarrassant pour
l'opérateur; il ne sait pas s'il a affaire à un calcul entier
ou bien à un fragment.

Les figures xxiij et xxiv représentent un calcul attaqué par nos instruments et suivant notre méthode.
Nous avons mis le même laps de temps pour le broyer,
et nous l'avons placé dans les mêmes conditions que les
précédentes. — La figure xxiij montre le calcul après
quelques minutes de l'action de notre lithotriteur. —
La figure xxiv montre le résidu à la fin de la séance;
quelques morceaux sont encore retenus dans la cage
formée par les branches multiples de notre instrument; ils n'en peuvent pas sortir, non plus que ceux
qui se font quelquefois pendant l'opération; nous les re-
tirons tous immédiatement, avec une pince particulière, sans en laisser aucun.

FIN DE L'EXPLICATION DES PLANCHES.

TABLE

DES MATIÈRES.

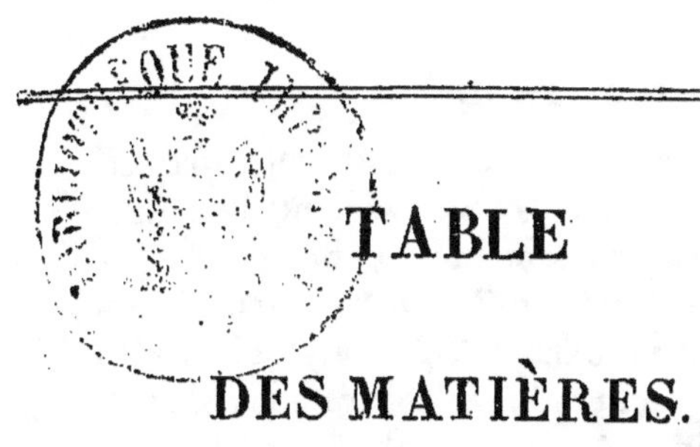

Bibliothèque (library stamp)

FIN DE LA TABLE.

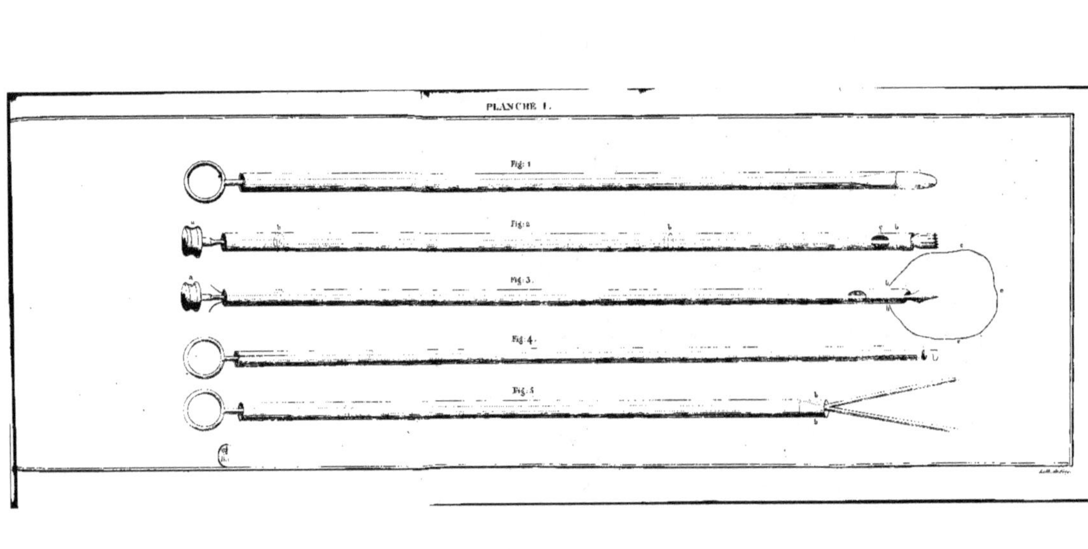

Fig. 1.
Fig. 2.
Fig. 3.
Fig. 4.
Fig. 5.

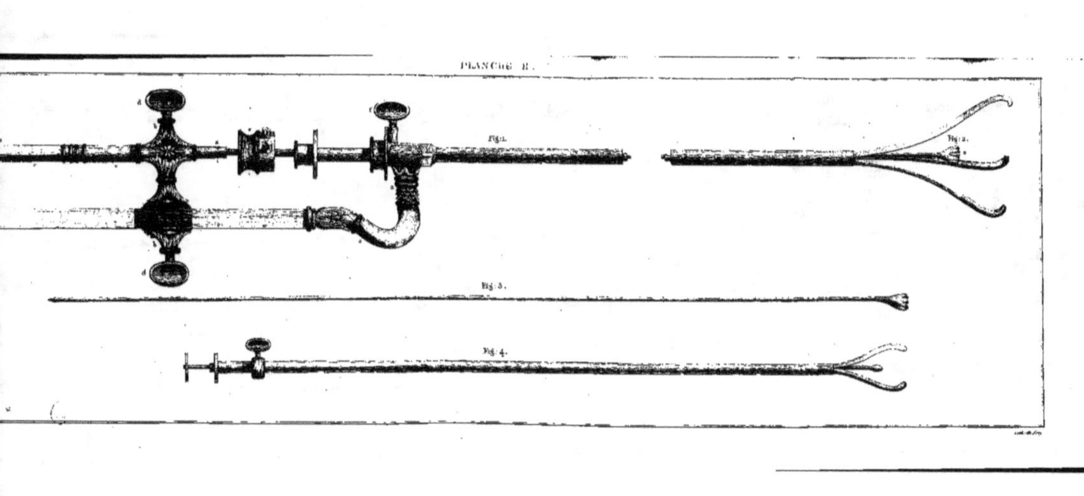

PLANCHE II.
Fig. 1.
Fig. 2.
Fig. 3.
Fig. 4.

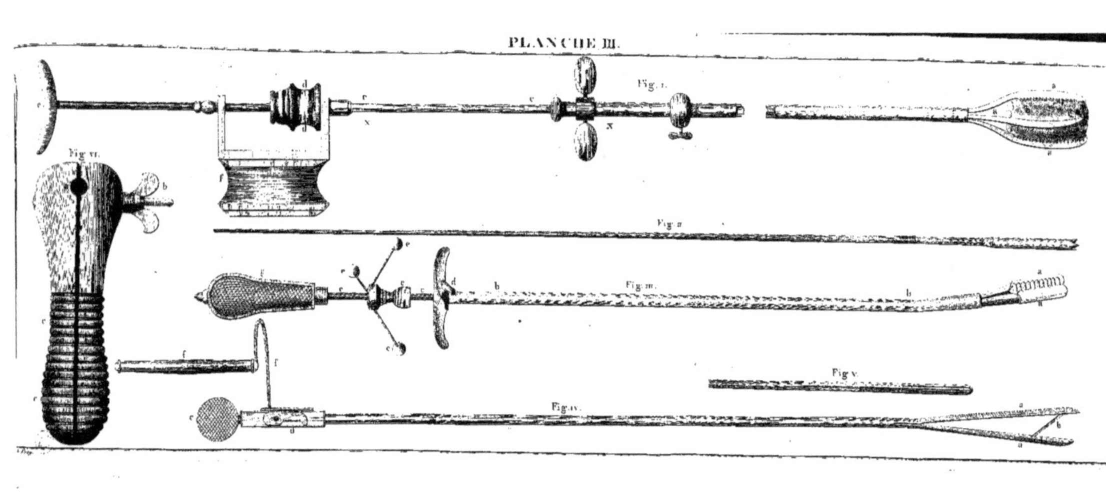
PLANCHE III.
Fig. I.
Fig. II
Fig. III.
Fig. IV.
Fig. V.
Fig. VI.

PLANCHE IV.

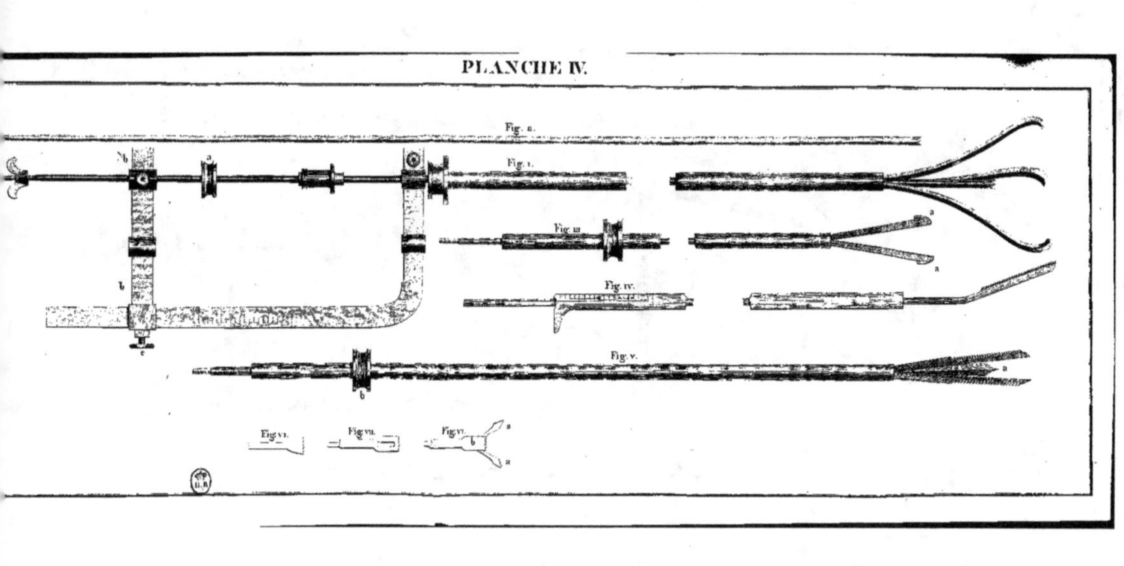

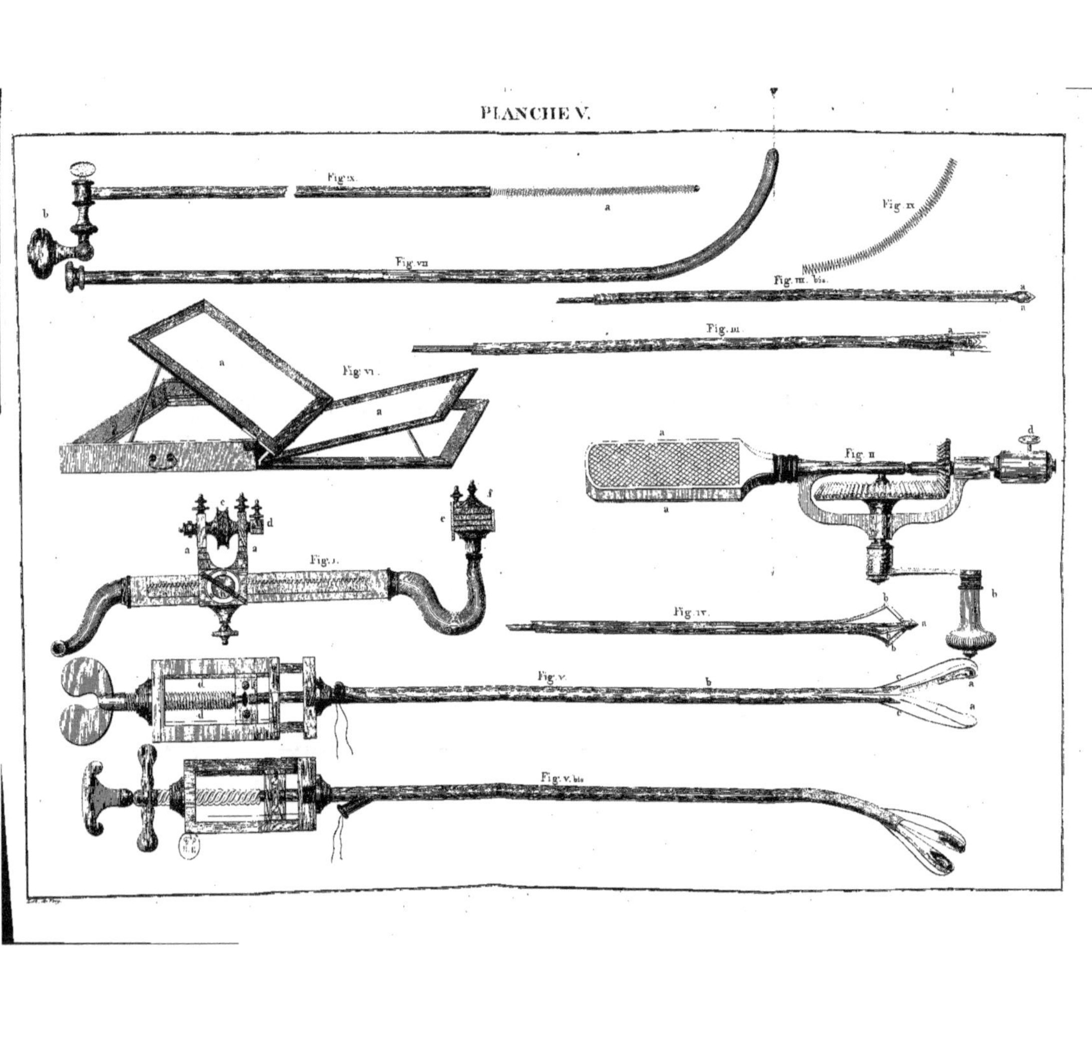
Fig. ix.
b
a
Fig. vii
Fig. ix
Fig. iii. bis.
Fig. iii.
Fig. vi.
a
a
a
a
Fig. ii.
d
c
a
a
d
f
e
Fig. i.
Fig. iv.
b
a
b
b
Fig. v.
b
c
a
a
d
d
Fig. v. bis

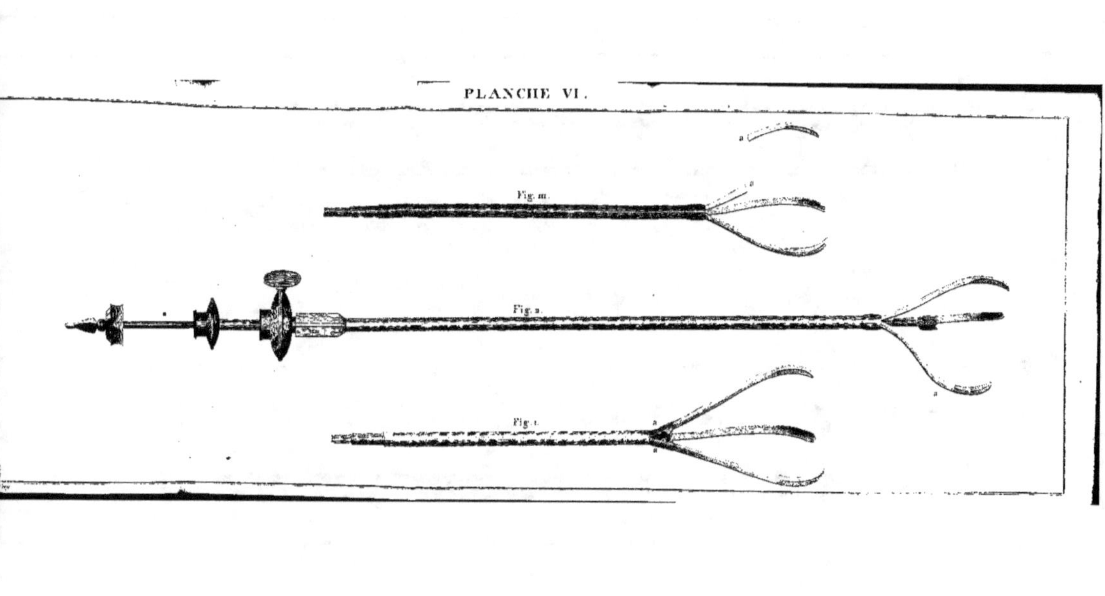
Fig. 3.
Fig. 2.
Fig. 1.

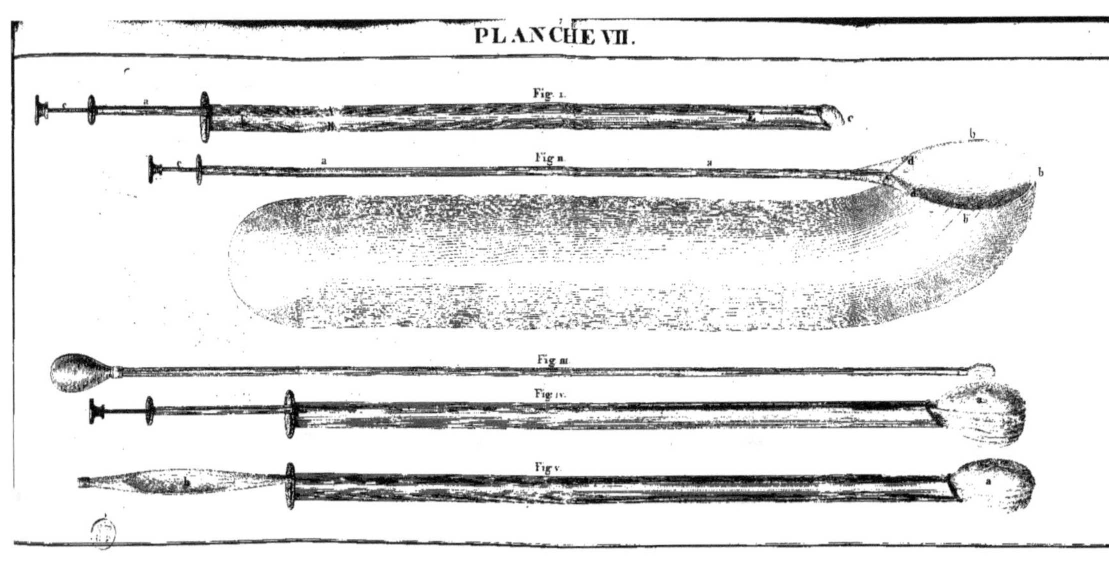

Fig. 1.
Fig. 11.
Fig. 111.
Fig. 1v.
Fig. v.

Fig. vi.
Fig. x.
Fig. ix.
Fig. v.
Fig. vii.
Fig. xi.
Fig. viii.
Fig. i.
D
E
A
B   C
Fig. iv.
Fig. ii.
Fig. iii.

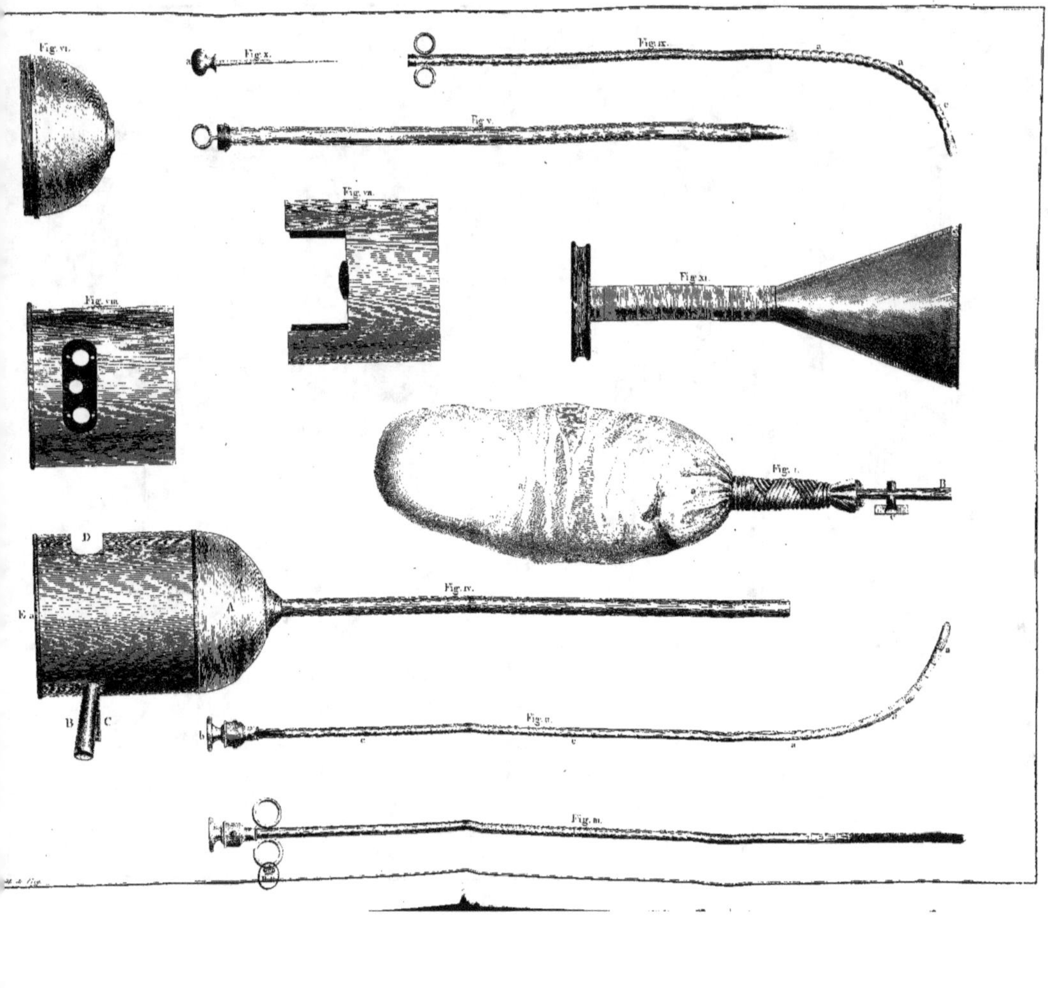

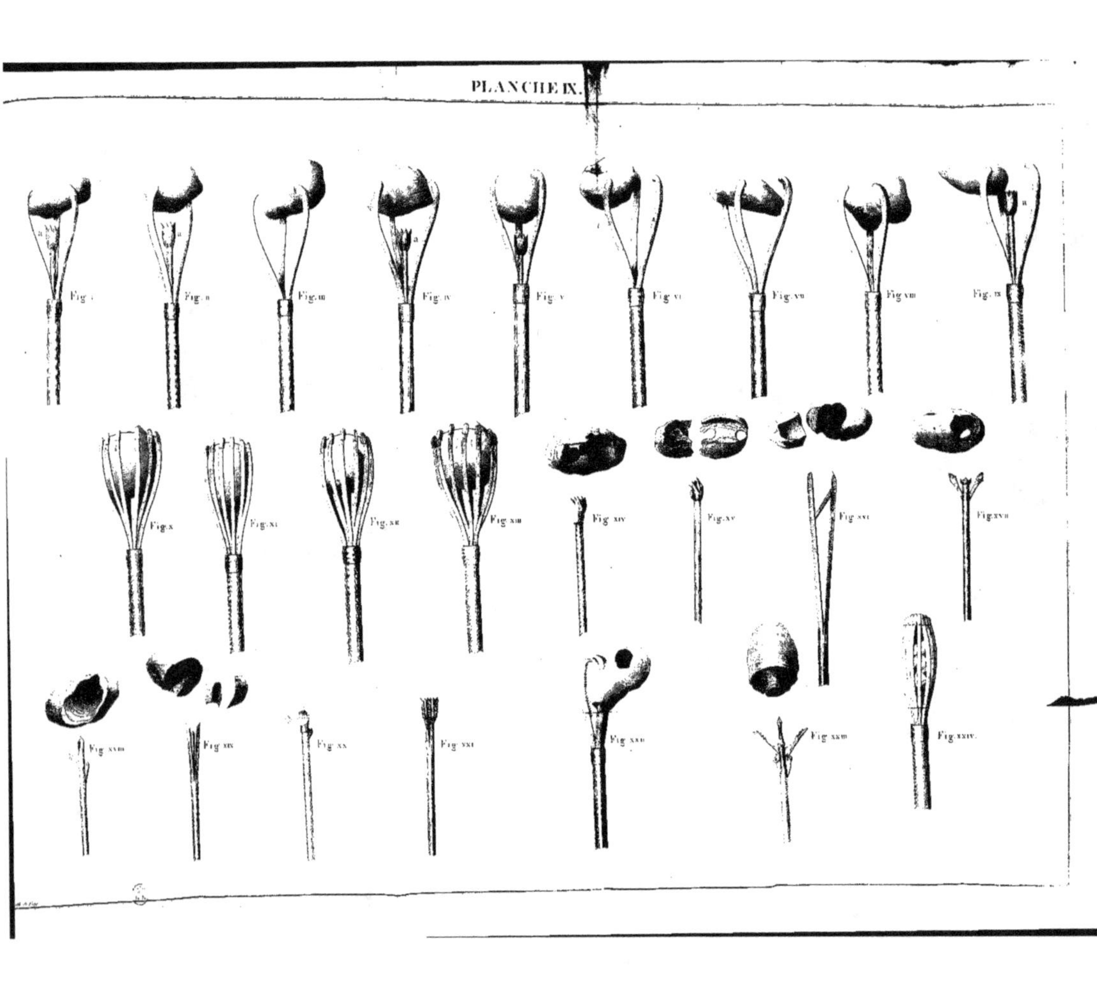

Fig. i
Fig. ii
Fig. iii
Fig. iv
Fig. v
Fig. vi
Fig. vii
Fig. viii
Fig. ix
Fig. x
Fig. xi
Fig. xii
Fig. xiii
Fig. xiv
Fig. xv
Fig. xvi
Fig. xvii
Fig. xviii
Fig. xix
Fig. xx
Fig. xxi
Fig. xxii
Fig. xxiii
Fig. xxiv